인요가의 언어

인요가의 언어

THE
LANGUAGE
of

인요가 수업을 흥미롭고 풍부하게 하는
요가 테마, 시퀀스, 영감

가브리엘 해리스 지음 | 이창엽 옮김

침묵의 향기

- **일러두기** 이 책에서 인(yin)과 양(yang)은 음양(陰陽) 중 '음'와 '양'을 가리킨다.

나를 지도해 주신
탐, 벨라, 노아에게

들어가며   13

테마의 단계   17
수업 전   17
수업하는 동안   19
수업 후   20

가르칠 때 고려할 점들   20
목소리의 힘   20
언어의 사용   20
인요가의 언어   22
공간을 만들기   22

1장
의미 있는 테마
이용하기

15

1단계: 목표 부위   25
2단계: 자리 잡기, 가만히 있기, 깊어지기   26
3단계: 주의하며 나가기   26
4단계: 기와 반동   27
반동   27
반동을 위한 노래   28
기   29
5단계: 양의 움직임   30
1/4 경배 자세   31
반 경배 자세   31
생명의 문에 노크하기   32
황금 씨앗   32
기 풀어 주기   34
개 산책시키기   36

2장
인요가의 단계별
과정
25

3장
자세 시작하기
37

37 자궁 안의 태아: 발라아사나의 행복
39 나비의 탄생: 묶은 각
41 사바아사나의 변형: 재탄생
45 좋은 공간: 수카아사나로 편히 앉기

4장
준비하기
47

47 시작하기: 자기를 위한 축복
48 자기의 길을 긍정하기: 확언의 힘
49 바치기: 연결하고 통합하기
49 나마스테: 존중하고 절하기
50 진심의 맹세: 의도를 정하기

5장
타트바의 테마
51

52 편안하고 안락함: 두카에서 수카로
53 정렬하고 개선하기: 인요가의 정렬
54 느낌이 모양보다 중요: 목표 부위
55 근육의 노력을 풀어 줌: 내려놓기
56 잠시 머물기: 몰두하기
57 경계 시험하기: 자기의 한계 알기

가지 1: 야마　61

　　1. 친절한: 친절과 자비의 수행　61

　　2. 진실한: 정직한 삶　64

3. 놓아줌: 자신이나 남에게서 빼앗지 않는다　67

　　　　　4. 적당한: 중도　71

　5. 덜 소유하기: 놓아 버리는 기술　75

가지 2: 니야마　80

1. 순수한: 몸과 마음과 영을 보살피기　80

　2. 만족한: 내면에서 만족하기　83

　3. 불: 헌신을 통해 숙달하기　86

　　　4. 성찰: 거울 안으로　90

　5. 내맡김: 신에게 내맡기기　93

가지 3: 아사나 실험실　96

골반 깊이 풀어 주기: 우리가 저항하는

　　　　대상은 지속된다　96

　비틀기: 중심으로 돌아가기　99

　　거꾸로 하기: 무위　101

　　몸 옆면: 인과 양　104

가지 4: 호흡　107

　실험적 호흡: 알아차리기　108

디르가 프라나야마: 3단계 복식 호흡　109

웃자이 프라나야마: 승리의 호흡　109

날숨 늘이기: 부교감신경의 흐름　110

　빌로마: 세 부분 날숨　110

브라마리: 분주한 마음을 위한 호흡　111

4-7-8 호흡: 신경계 진정시키기　112

　나디 쇼다나: 한쪽 코 호흡　112

　찬드라 베다나: 달 뚫기　113

6장
여덟 개의 가지

59

6장

여덟 개의 가지

59

114 수리야 베다나: 태양 뚫기
114 스퀘어 호흡: 호흡의 네 측면
115 같은 비율 호흡: 사마스티티
115 시탈리: 식히는 호흡
116 아기 호흡: 호흡의 흐름에 따라 부풀고 가라앉기
116 평화를 위한 들숨: 풀어 주는 호흡

117 **가지 5: 내면으로 들어가기**
118 **가지 6, 7: 명상에 집중하기**
121 마음챙김 명상: 통제를 내려놓기
122 마음 명상: 마음의 동요를 관찰하기
122 가슴 명상: 흐리다야, 영적 가슴
123 몸 명상: 목격자는 관찰하는 자다.
124 통렌 명상: 주고받기
124 빛 명상: 멍에
125 산 명상: 접지하기

7장

지혜 전통

129

127 **붓다의 지혜**
128 불교의 핵심: 사성제
128 초심자의 마음: 초심자를 위한 수행
131 메타: 자애심 수행
135 영적 만달라: 무집착 수행
138 인내의 발견: 속도를 늦추는 수행

140 **신들의 지혜**
140 가네샤: 길 위의 장애물
143 하누만: 믿음, 사랑, 헌신
145 락슈미: 풍요와 감사
148 비슈누: 유지와 지원

요가 나무의 지혜 가지들　151

차크라 체계　151

첫째 차크라: 지지, 연결, 토대　153

둘째 차크라: 즐기다, 흐르다, 창조하다, 느끼다　158

셋째 차크라: 용기, 확신, 코어　162

넷째 차크라: 사랑, 주기, 받아들이기　166

다섯째 차크라: 진실, 명료함, 표현　170

여섯째 차크라: 시각, 통찰, 직관　174

차크라 명상　178

전통 중의학　179

가을: 놓아 버리기　180

겨울: 물 저장소　185

봄: 성장　189

여름: 큰 기쁨　193

늦여름: 수확기　198

아유르베다와 인요가　202

바타의 움직임　203

피타의 열　206

카파의 점착성　210

아티초크 꽃잎　214

잠자면서 떠 있기　218

무드라　223

친 무드라: 연결　224

디야나 무드라: 명상적 지복　225

아브하야 무드라: 아무것도 두려워하지 않음　225

연꽃 무드라: 가슴의 연꽃　226

요니 무드라: 자궁　226

상칼파 무드라: 의도를 세움　227

7장
지혜 전통

129

8장
무드라, 만트라

225

8장
무드라, 만트라
225

227 칼리 무드라: 망상을 잘라내기

229 만트라
229 옴 감 가나파타예 나마하
230 로카 사마스타 수키노 바반투
230 옴 나마 쉬바야
230 옴
231 사 타 나 마
232 샨티의 길

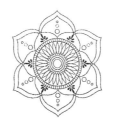

들어가며

원숭이 한 마리가 진흙 단지 안에 손을 넣었다는 옛날이야기가 있다. 그 원숭이는 땅콩을 움켜쥔 채 놓으려 하지 않았기에 도망가지 못하고 사람들에게 붙잡혔다. 요가 선생님은 그 이야기를 하면서 '놓아 버림'의 개념을 설명했다. 그때부터 나는 요가에 매료되었다. 그것이 어떤 자세였는지는 잊었지만, 영감을 받았던 그때의 느낌은 생생히 기억한다. 나의 요가 수련은 그 가르침으로부터 시작되었다.

> 사람들은 당신이 한 말은 잊을지 모른다.
> 하지만 그들에게 준 느낌은 절대 잊지 않을 것이다.
> 칼 뷰너

우리가 학생들의 가슴과 상상력을 사로잡아, 그들이 어떤 것들을 바꾸거나 다른 관점으로 보고 싶어 하게 된다면 어떨지 생각해 보라. 우리가 하는 말이 누군가의 삶을 영원히 바꿀 수 있다면 어떻겠는가? 혹은 요가 수업이 끝난 뒤 누군가 당신에게 다가와서 "제게 꼭 필요한 말이었어요."라고 말한다면 어떨까?

변화를 가져온다고 상상해 보라.

나는 요가 수업에 테마를 이용하기 시작한 뒤로 학생들에게서 이런 말과 피드백을 계속 받고 있다.

요가 자세들은 그 자체로 매우 풍부하며, 시퀀스만으로도 요가 수업을 진행할 수 있다. 시퀀스만으로 진행하는 요가 수업은 잘못된 것이 전혀 없다. 하지만 시퀀스와 함께 테마를 잘 이용하면 요가 수업이 더 깊어지고 더 풍성한 패키지가 되며 더 깊은 이해가 일어날 수 있다.

테마는 맥락을 부여해 주며, 맥락이 없으면 우리가 배우는 것들은 서로 동떨어진 지식의 거품들처럼 둥

둥 떠다니게 된다. 어떤 기준틀 안에서 배우면 학생들이 더 실제적이고 개인적인 경험을 하게 되고, 배운 교훈을 그들의 세계 속 삶으로 전환하기가 쉬워진다. 만약 우리가 더 많은 도구를 제공하여 학생들에게 더 행복하고 평온한 삶을 살 수 있는 도구를 더 많이 갖추어 주고, 자기 탐구를 시작하게 하고, 자기 수련의 동기를 부여할 수 있다면, 우리는 요가 선생으로서 가장 높은 목표를 이룬 것이다.

이 책은 1천 시간 이상 수련을 통해 배운 것들과 여러 해 동안 요가에 관해 쓴 글을 모아 정리하고 싶은 바람에서 자연스럽게 나왔다. 지난 십여 년간 요가 선생이자 학생으로서 배운 것을 표현한 것이다.

나는 요가 특히 인요가를 위한 테마 가운데 가장 잘 알아볼 수 있고 유용한 테마들 중 일부를 알려 주고 상기시키려고 이 책을 썼다. 이 책에는 어떤 요가 수업에든 쉽게 적용할 수 있는 개념, 인용문, 읽을거리, 철학, 시퀀스가 들어 있다. 또 테마를 이용하는 법과 가르치는 요령도 알려 준다. 이 책은 우리가 분주하거나 요가 수업에 활기를 불어넣을 영감이 필요할 때 편리하게 이용할 수 있는 안내서다. 요가 선생인 나는 매일 "오늘은 뭘 가르칠까?" 하고 묻는다. 이 책은 그 물음에 답을 준다.

이 책에는 영감을 주는 읽을거리가 많다. 여러분이 그런 글들의 정수를 받아들여 자기의 것으로 만들기를, 그리하여 학생들이 여러분의 말을 들을 때 여러분과 여러분의 목소리, 메시지에 귀 기울이기를 바란다. 여러분이 전하는 메시지를 통해 학생들이 영감을 받아 스스로 더 많이 찾고 배우게 되기를 기원한다.

여러분 모두 테마에 성공하고 테마를 위한 영감을 받기를……

> 배를 만들고 싶으면, 북을 쳐서 사람들을 불러
> 나무를 모으게 하고 임무와 노동을 할당하기보다는
> 바다의 끝없는 광활함을 가르쳐서 그것을 갈망하게 하라.
> 앙투안 드 생텍쥐페리

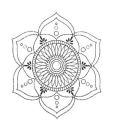

1장
의미 있는
테마 이용하기

시퀀스란 요가 수업에서 논리적으로 진행하는 일련의 자세나 단계들이다.

테마란 요가 수업을 처음부터 끝까지 누비듯이 관통하는 가르침의 요점이다. 테마는 육체적, 에너지적, 철학적, 감정적인 것일 수 있고 영감을 주는 것일 수도 있다.

테마는 평범한 것을 갑자기 마법 같은 것으로 바꿀 잠재력이 있다. 이 연금술은 요가 수업을 온전한 패키지로 전달하는 열쇠이며, 기억에 남고 만족감을 주는 수업이 되게 하는 열쇠다. 말, 자세, 테마의 힘을 통해 우리는 사람들이 달라지게 하고, 요가의 핵심을 전하고, 에너지를 키우고 움직이며, 학생들이 우리에게 직접 듣는 대로 느끼게 할 수 있는 요소들을 갖추게 된다. 우리가 알맞은 테마를 만들어 잘 전달하면, 학생들은 자신을 더 분명하고 다정하게 바라볼 수 있으며, 여기에서 받은 자극으로 변화하거나 내려놓거나 더 큰 만족을 발견할 수도 있다. 우리는 테마를 통해 요가의 정신을 전할 수 있으며, 이 정신을 삶과 관계, 직업에 적용하도록 도울 수 있다.

인상적인 테마를 만들려면 자기의 내면 깊이 내려가서, 우리가 개인적 차원에서 배우는 교훈과 집단의식이 보편적으로 느끼는 것을 연결하는 다리나 통로가 될 수 있어야 한다. 우리는 모두 삶에서 힘든 일과 트라우마를 겪었기에 그것으로 테마를 만들 수 있으며, 그런 진실한 경험은 우리에게 용기를 낼 힘을 준다. 용기는, 특히 힘겨운 시기에, 계속 앞으로 나아갈 수 있게 해 준다.

가장 중요한 것은 자신의 다르마(소명, 길)를 따르는 것이다. 《바가바드 기타》에서는 그것을 이렇게 말한다.

다른 누구처럼 살려고 애쓰는 것보다는
자신의 길을 따르다가 실패하는 편이 낫다.
우리는 비틀거리고 넘어지면서 배우고 성장한다.

다른 사람에게서 우리의 핵심 가치를 찾으려 하면, 우리는 더 불안해질 것이다.

우리가 진실하게 자신을 바라보고 가슴으로부터 말하면 진정한 경험을 하게 된다. 우리가 정직하면, 신뢰할 만한 경험이 다른 사람들의 가슴속에 펼쳐질 공간이 마련된다. 우리의 진실, 핵심 가치, 메시지, 교훈은 우리에게 있는 가장 아름다운 가르침이며, 그것을 통해 우리가 하는 일에 대한 기쁨과 사랑이라는 선물이 생길 수 있다.

필요한 것은 이미 우리에게 있다.
우리가 찾는 것은 이미 우리 안에 있다.

우리는 학생들이 정신적, 감정적, 육체적으로 무엇을 가지고 요가 수업에 오는지 모르지만, 모든 사람은 남들이 자기를 사랑하고 느끼고 보아 주기를 원한다. 그런 주의와 보살핌을 주는 방식이 테마라고 생각해 보자.

요가 수업에서 테마를 이용할 때 고려할 요소들은 다음과 같다.

- 테마는 당신에게 흥미롭고, 당신의 개성을 표현하며, 당신의 가슴에서 나온다.
- 당신은 테마를 가르칠 때 편안하며, 자신의 삶에서 또는 몸으로 테마를 이해한다.
- 테마는 당신의 에너지에 맞추어 조정될 수 있다. 당신이 아무것도 없거나 비어 있을 때는 그 빈 공간으로부터 말할 수 있다. 때로는 그냥 가만히 있어야 할 때도 있다. 우리가 의무적으로 말할 때는 진심이 아니라는 것을 쉽게 알아볼 수 있다.
- 테마는 사람들의 마음을 움직여, 자기의 삶이나 자기 자신에 관해 깊이 생각하고 성찰하게 한다. 우리 자신에 관한 고정관념을 뒤흔들고 우리가 잊고 있던 것들을 상기시키는 가르침은 우리의 뇌리에서 쉽게 떠나지 않는 경향이 있다. 좋은 책이 그러하듯이, 알맞은 테마는 내려놓기 어렵고, 하루 종일 그 수업을 되새길 수도 있다.
- 사람들은 보편적이고 영감을 주며 인상적인 가르침에 더 공감한다.

테마의 단계

수업 전

1. 어떤 유형의 테마를 이용할지 정한다.

개인적 테마
여러분의 삶에 연관된 테마를 선택할 때, 보편적이고 요가 수업에 들어온 모든 사람에게 호소력 있는 언어를 선택하라. "나는 할 일을 제시간에 마치는 게 계속 어렵고 부담감을 느낍니다."라는 말과 "삶이 겉보기에는 정신없이 바쁘지만, 지금 여러분의 내면에서 조용하고 잠잠한 곳을 찾을 수 있나요?"라는 말을 비교해 보라.

자세에 기반한 테마
요가 수업에서 후굴, 전굴, 엉덩관절(고관절)을 열어 주는 동작 등 아사나들로 이루어진 테마를 정한다. 다른 방법으로는, 후굴을 하도록 몸을 여는 데 필요한 자세들을 살펴보고, 학생들이 안장 자세 같은 더 어려운 자세를 하는 데 필요한 준비를 하도록 이끈다.
하나의 자세 혹은 여러 자세로 이루어진 그룹을 선택한 뒤, "이 자세는 은유적으로, 철학적으로, 혹은 개인적으로 무엇을 전해 주는가?" 하고 자신에게 묻는다. 가령 나비 자세는 다시 태어나기, 돌파의 어려움, 자유와 아름다움이라는 테마를 떠올리게 한다.

해부학적 테마
발에 중점을 두는 것처럼 몸의 목표 부위에 관한 수련을 계획한다. 혹은, 가령 늘임과 구부림, 긴장(tension)과 압박(compression), 내전과 외전 등 몸의 반대 움직임에 기반한 시퀀스를 만들어 본다.

자연에 기반한 테마
달, 계절, 동물과 식물의 성질, 빛과 어둠, 하루의 때에 관련된 테마는 학생들에게 우리가 자연과 서로 연결되어 있음을 더 깊이 이해하게 한다.

고전적 가르침의 테마
《요가 수트라》, 《바가바드기타》, 《우파니샤드》, 그리고 불교에서 많은 철학적 테마를 얻을 수 있다.

인간의 상태에 관한 지혜와 가르침을 주는 신화적 인물이나 신들에도 많은 상징이 담겨 있다.

2. 자신의 테마를 요약하는 말을 어떻게 할지 계획한다. 예를 들어,

> "오늘 우리는 코어로부터 움직이는 법을 수련합니다. 해부학적으로 코어는 뼈 가까이 있어서 힘을 주고 삶에서 우리를 붙잡아 주는 것입니다. 우리의 핵심 가치는 가슴에 가까이 있고 용기와 확신을 줍니다. 이제 잠시 여러분의 삶에서 핵심 가치들이 무엇인지 자신에게 물어보세요. 여러분에게 가장 중요한 것은 무엇인가요? 혹은 어떤 믿음들이 여러분에게 힘을 주나요?"

3. 자신이 쓰는 단어의 동의어들을 찾아보고, 그것을 어휘 은행에 기록한다.
   이렇게 하면 같은 단어를 많이 반복하지 않고 표현하는 데 도움이 된다. 다양한 테마들에 관한 단어 은행을 만들기 시작해 보는 것도 좋은 생각이다. 아래는 인의 바바나(bhavana) 즉 함양에 좋은 단어 은행이다.

함양하다	성장시키다, 키우다, 양육하다, 촉진하다, 기르다
용해하다	내려놓다, 부드럽게 하다, 녹이다, 풀리다
지지하다	돕다, 밀어주다, 북돋우다, 감당하다, 떠받치다, 강화하다, 지탱하다
부드럽게	천천히, 다정하게, 사랑스럽게, 세심하게, 매끄럽게, 가볍게, 친절하게
접지하다	뿌리내리다, 닻을 내리다, 연결하다, 정착하다
열리다	피어나다, 드러나다, 확장하다, 장애물을 제거하다, 퍼지다, (감싼 것을) 풀다
부드러워지다	완화하다, 편하게 하다, 녹이다, 이완하다, 내맡기다, 가라앉다, 풀어 주다
에너지	진동, 공명, 울림, 조화, 맥박, 반향, 정신, 활기, 인광

4. 자신의 테마를 선택한 뒤 그것을 한 단어나 한 문장으로 줄인다. 예를 들어,

> "우리의 코어는 우리 존재의 본질이다."

   이 문장은 수업 시간 내내 계속 참고할 에너지 지도와 테마 지도가 될 것이다.

5. 잠시 명상하고 몇몇 인요가 자세를 하거나 수업 의도를 정한다. 이렇게 하면 아이디어들을 정리하는 데 도움이 될 것이며, 만약 테마를 정하는 데 어려움을 느낀다면 어떤 아이디어가 분명해질 수도 있다.

수업하는 동안

1. 테마를 몇 마디 말로 소개한다. 자기 말을 해도 좋고, 인용구나 영감을 주는 읽을거리도 좋다. 짧지만 재미있게 하라.

2. 학생들이 어떤 자세를 하거나 시퀀스의 첫 부분을 하게 한다. 자세를 취하면 학생들이 테마를 구현하는 데 도움이 된다. 처음 몇 분 안에 자세가 주어지지 않으면 학생들이 산만해질 수 있다.

3. 수업 중간에 적어도 한 번, 그리고 수업 마지막에 테마를 언급한다.

   수업을 시작할 때 테마를 한꺼번에 '쏟아 내지' 않도록 조심하라. 수업 도중에 적어도 한 번 더, 그리고 끝날 때 한 번 테마를 다시 언급하거나 테마에 기반한다. 가게에서 산 식료품을 담은 장바구니를 식탁 위에서 뒤집어 한꺼번에 다 쏟아 내는 게 아니라, 쉬어 가며 한 번에 하나씩 꺼내는 것처럼 한다.

4. 빈 공간들을 테마가 학생들에게 전해지는 수단으로 여긴다.

   테마는 적절한 곳에 한두 방울만 떨어뜨리면 희석한 향수보다 더 효과가 좋은 에센셜 오일(방향유)과 비슷하다. 너무 많이 말하는 것은 학생들이 흥미를 잃게 하는 가장 큰 요인이며 그들에게 부담이 된다. 테마가 희석되고 학생들이 신경을 꺼 버릴 수도 있다. 하고 싶은 말을 종이에 쓴 뒤, 그것을 반으로 줄이고, 다시 반으로 줄여 보라. 그러면 전달하고 싶은 핵심만 남게 된다. 꽃꽂이가 그러하듯이, 여러분의 테마는 채워진 내용뿐 아니라 내용 사이의 빈 공간 때문에 높은 평가를 받는다.

5. 적어도 몇 분 동안 사아아사나를 하면서 빈 공간과 침묵을 남기는 것을 잊지 않는다.

가슴으로부터 말하라.
개인적 경험으로 말하라.
결과는 놓아 버려라.

수업 후

자신이 진행한 수업에서 좋은 점과 다음에 개선하고 싶은 점을 찾아본다.

반성하고 개선한다.
잘한 점도 즐기고, 실수도 즐긴다.

한 주 동안 테마를 이용하고 다시 이용하는 걸 겁내지 마라. 반복하면 풍부해지고, 학생들은 다양한 관점을 통해 메시지나 수업을 더 깊이 이해할 수 있다.

가장 중요한 것은 머릿속에서 판단하는 목소리가 나올 때 그것을 놓아주는 것이다.

가르칠 때 고려할 점들

목소리의 힘

목소리는 위로하고 치유를 도울 수 있으며, 학생들이 집중하도록 지도하고 도울 수 있다. 가르치거나 안내할 수 있다. 목소리의 어조와 리듬, 속도를 주의 깊게 조절하면 테마를 전하는 데 도움이 될 것이다.

인요가는 대체로 조용한 분위기에서 진행되지만, 그렇다고 해서 속삭이거나 단조롭게 말해야 하는 건 아니다. 자기 목소리를 탐구하는 것은 매우 중요하다. 친구에게 말하듯이 학생들에게 말해 보라. 자신의 독특함과 개성적인 소리를 받아들이고, 그것을 고압적이지 않게 표현하는 길을 찾는다. 자기 목소리가 학생들을 덮어 주는 따뜻한 누비이불이나, 격려하고 붙잡아 주는 손이라고 생각해 보라.

언어의 사용

단어를 고를 때 다음과 같은 점을 고려해 보라. 당신은 안내하고 있는가, 아니면 가르치고 있는가? 가르칠 때는 요점을 전달해야 하므로 언어가 직접적이어야 한다. 동작 동사를 써서 긍정적으로 말한다.

> "오른손을 들어 엄지손가락을 오른쪽 콧구멍에 두세요."

이런 말은 피한다.
- "여러분이 … 하면 좋겠어요."
- "준비되면 …"
- "… 하기 바랍니다."
- "오른손을 들면서 엄지손가락을 …에 두면서 …." 이렇게 동사를 진행형으로 사용하면 동사의 힘이 약해진다.

이렇게 말한다.
- ♦ 명확하고 간결하게 말한다.

안내할 때는 더 간접적이고 대화하는 듯한 언어를 사용할 수 있다. 친한 친구에게 말하고 있다고 상상해 보라. 안내할 때는 나서기보다는 경청하는 역할을 한다. 어떤 사람을 경험으로 안내할 때는 이렇게 말할 수 있다.

- ♦ 제안: "가슴을 조금 왼쪽으로 움직여 보세요."
- ♦ 격려: "다들 아주 잘 집중하고 계시네요."
- ♦ 질문: "뼛속 깊이 감각이 느껴지나요?"

이런 말은 피한다.

- 별 의미 없이 중간에 집어넣는 '좋아요', '잘했어요' 같은 말.
- 학생들이 어떻게 느끼게 될지를 미리 들려주는 말. 이것은 학생들의 경험이며, 우리는 학생들이 주어진 자세에서 어떻게 느낄지 알지 못한다.
- "미안하지만, 내가 하려던 말은 …"처럼 자신의 생각을 얘기하는 말.

- 학생들에게 아무 의미 없이 사용하는 말. 산스크리트어를 사용할 때 이 점이 특히 중요하다. 같은 뜻의 영어 단어도 말해 주거나 간단한 설명을 덧붙인다.
- '… 하지 마세요' 같은 부정적인 말.

인요가의 언어

자신이 하려는 말을 분명히 표현하는 방법을 찾는 동시에 학생들이 깊이 알아차리도록 격려하는 기술을 우리는 시간이 지나면서 점차 계발한다. 좋은 지도자가 되려면 끊임없이 오래된 길에서 새로운 길을 보아야 하고, 어떤 말을 하고 어떻게 말해야 할지 궁리해 보아야 한다. 자신이 안내하려는 바를 독특하게 표현하는 구절에는 다음과 같은 것들이 있다.

> 자세/모양/반동이 피어나게 하세요.
> 등 아랫부분 위의 피부를 넓게 펴세요.
> 척추를 넓적다리 위로 폭포처럼 떨어뜨리세요.
> 몸의 앞면을 바닥에서 멀어지게 하면서 감으세요.
> 윗몸을 다리 위에 늘어뜨리세요.
> 그 자세로 편히 있으세요.
> 숨을 3차원적으로 확장하세요.
> 목구멍 아래를 비우고 부드럽게 하세요.
> 머리를 두 손 위에 편안히 두세요.
> 치유되는 느낌이 들 때까지 그 자세를 유지하세요.

공간 만들기

> 침묵은 빈 공간이다.
> 공간은 깨어난 마음의 집이다.
> **붓다**

인요가를 하는 동안 매우 보살핌받는 것처럼 느껴질 수 있는 이유 중 하나는 삶에서 어떤 공간을 만들어 낼 수 있는 시간이기 때문이다. 인요가를 가르칠 때는 학생들이 그 자세에서 자기의 경험을 할 수 있도록 충분한 여유를 주는 것이 중요하다. 사람들은 이 고요와 묵상의 시간을 즐긴다. 말없이 고요히 있을 때 우리의 메시지는 더 강력해지고, 학생들은 수련에서 매우 필요한 넓은 공간을 경험하게 된다.

가르칠 때 학생들에게 공간들을 찾으라고 권해 보라 … 들숨과 날숨 사이의 공간, 반동 안에 누워 있을 때 자세들 사이의 공간 … 결합조직이 천천히 열리기 시작하면서 몸 안에 생기는 공간 … 에너지가 흐르는 통로 안의 공간 … 생각이 가라앉기 시작할 때 드러나는 마음속의 공간.

감각을 섬세하게 조절해 보면 공간이 비어 있지 않고 풍부하고 가득함을 발견할 것이다. 그것은 감각하고 느끼는 시간, 지켜보고 배우는 시간, 경청하고 기다리는 시간이다. 모든 공간은 선물이다.

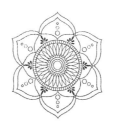

2장
인요가의 단계별 과정

여기에서는 조 바넷이 나에게 가르쳐 준 인요가의 5단계를 자세히 소개하고, 가르치는 법에 관한 제안을 덧붙인다.

1단계: 목표 부위

가르치는 방법을 선택할 때 다음과 같은 물음들을 고려하라. 가르치려는 자세의 기능적 목적은 무엇인가? 학생들이 주어지는 자세의 변형을 자유롭게 탐구하게 하려면, 어떻게 그 자세로 이끌어야 하는가? 학생들이 저마다 다른 신체의 굴곡과 비율을 지닌 독특한 존재임을 강조하려면 어떻게 해야 하는가? 학생들이 저마다 다르므로 목표 부위, 즉 기능적 목표에 도달하려면 그 자세에 다양한 형태와 모양이 필요할 것이다.

목표 부위를 가르칠 때 도움이 되는 것:

- 자세를 느낄 가능성이 큰 부위, 혹은 기능적 목표가 무엇인지를 학생들에게 말해 준다.
- 학생들이 목표 부위에 감각을 느낄 때까지 그 자세에서 조금씩 움직여 보라고 권한다.
- 자세의 모양보다 더 중요한 것은 무엇을 어느 부위에서 느끼는지임을 학생들에게 상기시킨다.
- 개별적으로 학생에게 질문하고 제안해 준다.
- 학생들에게 도구를 제공하거나 자세에서 수정할 사항을 말해 준다.

❁

2단계: 자리 잡기, 가만히 있기, 깊어지기

학생들이 1분 동안 자세를 탐구하고, 몸과 마음이 어느 정도 가만히 있음에 자리 잡게 한다. 우리가 어느 정도 가만히 있을 때 근육이 이완되고, 자세의 효과가 몸의 표면으로부터 더 깊은 층까지 이르게 된다.

학생들이 더 가만히 있고 고요해질 때 나는 더 잘 관찰하게 된다. 이 단계에서 나는 말을 적게 하여, 학생들에게 몸의 내적, 외적 작용을 탐구할 공간을 제공한다. 자세마다 평균 유지 시간은 3~4분가량이다. 하지만 수련자와 자세에 따라 유지 시간은 달라질 것이다.

❁

3단계: 주의하며 나가기

자세에서 나올 때 이완 상태를 유지하라고 권한다. 자세의 강도가 세더라도 차분히 나온다. 인요가 자세에서 나온 뒤에는 연약하고 부서지기 쉬운 상태라고 느낄 수 있다.

인요가 자세를 한 뒤 신체 조직들이 일시적으로 약해지고 '아픔', '저림', '둔한 감각'을 느낄 수 있지만, 그것은 정상이며 몸이 재배열되고 더 강해지고 있다는 신호임을 학생들에게 상기시킨다.

인요가의 방식으로 부드럽게 자세에서 나오면, 근육이 뭉치지 않고 이완된 채로 유지하는 데 도움이 된다.

연약함:
인간은 이따금 연약한 것 같다. 새끼가 막 부화하려는 알의 껍데기처럼, 누군가 우리를 한 번만 더 가볍게 두드리면 부서질 것 같다. 몸이 병들거나 마음이 아플 때 그런 느낌이 들 수 있다. 누군가에게 실망하거나 사고를 당하거나 삶이 우리를 뒤흔들 때 그런 느낌이 들 수 있다. 나비는 고치를 뚫고 나오면 더 튼튼한 몸으로 다시 태어나고 새로운 생명을 얻는다. 달걀 껍데기를 깨고 나오는 병아리는 연약하지 않으며, 시련의 순간을 통해 강해졌다.

이런 연약하다는 느낌은 정상이고 인간적이며, 자신이 다시 태어나는 것을 지켜볼 기회다. 그것을 받아들여라.

❋

4단계: 기와 반동

바닷물이 가라앉게 놓아두면
당신의 존재에 비치는 별과 달을 볼 것이다.
루미

반동

학생들이 한 자세를 잠시 유지한 뒤 바닥에 누워 그 자세의 효과, 즉 '반동(Rebound)'을 느끼게 한다. 그것은 육체적이거나 에너지적인 또는 정신적인 반향일 수 있다. 강한 육체적 감각을 느끼는 학생도 있고, 육체적 감각을 거의 느끼지 못하는 학생도 있을 것이다. 인요가 자세가 치밀결합조직을 자극하면, 그 영향으로 육체적 감각이 곧 나타나며, 그 감각이 몸에서 솟아나고 피어난 뒤 결국 가라앉는다. 이때는 학생들에게 자기에게 어떤 일이 일어나고 있는지를 관찰하도록 권할 때다.

기(氣)는 기맥(nadi)이라는 통로를 따라 흐르며, 건강하려면 기가 잘 흘러야 한다. 우리는 자세를 취할 때 몸의 어떤 부위로 가는 기, 혈액, 체액의 흐름을 일시적으로 차단하며, 그 자세를 풀 때 몸의 체액 통로를 따라 기의 순환을 증가시킨다. 이 과정은 몸에서 정체된 것을 제거하며 더 신선하고 깨끗한 에너지를 흡수하여 진동 에너지를 증가시킨다. 우리가 '반동'을 느끼며 누워 있으면, 기가 우리 존재에 밀려들 때 이런 해방감을 느낄 수 있다.

마치 우리가 전기회로망인 것처럼, 몸에 자세라는 스파크를 일으키면 몸 전체가 진동하기 시작한다. 반동 안에 있을 때는 그것을 더 예민하게 느낀다.

학생들이 반동 안에 있는 동안, 나는 '에너지'에 기반한 언어로 말하면서, 학생들이 느끼는 것을 느끼도록 권한다. 미묘한 진동, 아픔, 체온, 압력의 변화 혹은 기의 흐름이 이 단계의 명상적 질에 더해진다. 1~2분 뒤 남은 느낌이 모두 가라앉으면, 허약한 부위에 혈류 공급을 늘리기 위해 약간의 양(陽) 동작을 한다.

반동의 언어

  - 피부와 뼈 뒤에서 일어나는 변화들을 알아차리세요.
  - 일어나는 감각들을 느껴 보세요.
  - 어떤 생각, 느낌, 감각이 일어나든 환영하고 함께 오래 머물러 보세요.
  - 자신에게 펼쳐지는 것을 알아차리세요.
  - 자기 고요함의 질을 관찰해 보세요.
  - 멈추고 받아들이세요.
  - 몸의 왼쪽과 오른쪽이 어떻게 다른지 감지해 보세요.
  - 그 자세의 경험에 관해 숙고해 보세요.
  - 자신을 위해 온전히 여기에 있어 보세요.
  - 여기 아닌 다른 곳으로 가려는 생각을 내려놓으세요.

반동은 모든 자세 사이에, 몸의 왼쪽과 오른쪽 사이에 이루어질 수 있으며, 수련하는 동안 이따금 이루어질 수도 있고 그렇지 않을 수도 있다. 눕거나 똑바로 앉아 있을 때 이루어질 수도 있고, 어떤 자세든 내부에서 에너지의 움직임을 느낄 수 있는 자세에서 이루어질 수도 있다. 반동은 1분 미만으로 짧게 할 수도 있고, 5분까지 길게도 할 수 있다.

반동을 위한 노래

탄트라 반동

탄트라 수행자들은 모든 사람이 자연, 신, 의식 등 더 높은 힘의 현현이라고 믿는다. 더 높은 힘에는 에너지, 모든 의식 있는 존재에게 스며드는 맥박이 있다. 우리가 정말 침묵하면 그것의 메시지에 다가갈 수 있다.

그러므로 … 맥박 … 열 … 순환 … 에너지 … 연조직 등 당신이 불러일으킨 것을 느껴라. 느껴지는 것을 느끼고 … 최소한의 이야기만 하고 … 최소한으로 판단하라.
바로 지금 일어나는 일과 함께 있으면서 침묵과 빈 공간에 머물러라.

척추를 위한 반동

척추를 길게 늘일 때, 이 신성한 에너지 통로에 마음을 맞추기 시작한다 … 마음이 가는 곳으로 기가 흐른다. 척추가 빨대라고 상상하고 … 호흡할 때 공기가 척추를 따라 정수리까지 위로 올라가는 것을 느끼고 … 숨을 내쉴 때 척추골이 한 번에 하나씩 척추를 따라 아래로 천천히 풀리는 것을 느낀다.

숨을 들이쉴 때마다 척추가 약간 올라가는 것을 느끼고, 숨을 내쉴 때마다 마치 척추뼈를 찰흙에 눌러 자국을 내는 것처럼 느낀다.

숨 쉴 때마다 호흡이 당신을 자기 안에 더 깊이 자리 잡게 하는 것을 느낀다.

자세 전환을 위한 반동

눈을 감고, 내부의 풍경으로 가는 문을 통과한다. 자기 존재의 육체적, 정신적, 감정적인 모든 부분을 숨으로 내쉰다. 뼈와 머리뼈 뒤가 편안히 자리 잡게 하고 … 얼굴의 피부를 부드럽게 한다.
여기서 기다린다. 가만히 있고, 아무것도 바로잡으려 하지 않으며 빈 공간을 채우려 하지 않는다. 반동은 변화 사이의 과도기다. 여기 누워, 다음번 사랑의 밀물이 우리를 채울 때까지 끈기 있게 기다리고 느낀다.

기

기(氣)는 인요가 수련에서 에너지를 가리킬 때 가장 많이 사용하는 말이다. 몸 내부의 에너지를 가리키는 다른 산스크리트어들은 다음과 같다.
- 타마스(Tamas): 느린 에너지, 둔함
- 라자스(Rajas): 불 에너지, 기민함.
- 사트바(Sattva): 균형 잡힌 에너지.
- 프라나(Prana): 안쪽과 위쪽으로 이동하는, 들어오는 활발한 에너지
- 아파나(Apana): 우리가 세상에 내보내는 에너지와 연관된, 밖으로 아래로 향하는 에너지
- 스판다(Spanda): 살아 있는 형태로 나타나는 생명의 맥박

기(氣)라는 말의 문자적 의미는 호흡, 공기 혹은 기체이지만, 비유적으로 기는 생명력 혹은 모든 존재에 생명을 주는 불꽃이다.

여러 문화에서 말하는 기
- 마오리족: 마우리(Mauri). 한 존재 혹은 실체의 본질과 생명력
- 일본: 기. 순환하는 생명력

- 힌디: 프라나(Prana) 혹은 샥티(Shakti). 끊임없는 운동.
- 티베트: 룽(Lung). 넓은 의미로는 바람 혹은 호흡.
- 고대 이집트: 카(Ka). 사후에 영혼과 함께 남는 인간의 영적인 부분.
- 고대 그리스: 뉴마(Pneuma), 생명을 유지하는 영혼, 혹은 사람의 창조 에너지.

자연의 모든 것은 기(氣)로 진동하며 기가 표현된 것이다. 기라는 무형의 미묘한 에너지는 몸, 마음과 영을 연결하며 모든 생명의 토대다. 기라는 보이지 않는 생명력이 우리의 육체적 존재에 생기를 불어넣는다. 기는 만들어질 수 없고 파괴될 수도 없다. 기는 모든 생물이 그것을 발산하고 흡수하는 가운데 끊임없이 변형된다. 기가 모이면 물질이 되고, 기가 흩어지면 공간이 된다. 우리는 기가 균형을 이루면 건강해지고, 기가 부족하면 병든다. 기는 우리 영혼의 활기이며 우리 안의 생명을 움직인다. 기가 사라지면 우리는 더이상 살지 못한다.

우리는 태어날 때 부모로부터 에너지를 물려받는다. 이것은 출생 전의 기다. 우리는 호흡할 때 산소로부터 기(하늘의 기)를 허파로 들이마신다. 이 에너지는 우리 몸과 신체 기관을 통해 밀려들고, 생각과 감정을 만들어 낸다. 각 장기는 고유의 기를 가지고 있다고 하며, 그것은 경락과는 다른 것으로 여겨진다.

> 이따금 우리가 가만히 고요히 있을 때 파도의 부서짐, 나무 그늘, 태양의 힘에서
> 자연의 에너지의 소리를 느낄 수 있다. 우리가 다른 사람과 함께 있을 때 기분이 좋다면,
> 그들이 우리의 기와 잘 어울리거나 우리의 기를 상승시키는 기를 내보내기 때문이다.
> 세상에는 바로 지금 그것이 필요하다. 세상에는 치유하는 사람, 경청하는 사람,
> 보살피고 사랑하고 섬기는 사람, 다시 말해 자신과 주위 사람들의 진동을
> 증가시키는 사람이 필요하다. 이따금 우리를 고양시키고 감동시키고
> 영감을 주는 사람이 필요하다. 인요가 수련을 에너지를 강화하고 정화하여
> 이 세상에서 지내는 시간을 온전히 이용하는 수단으로 여겨 보라.
> 그러면 우리가 전하는 기로 어려움에 처한 사람을 붙잡아 주고 도울 수 있다.

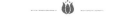

5단계: 양의 움직임

양요가의 물 흐르는 듯한 움직임은 열린 공간을 통해 기를 움직이도록 돕는다. 양(陽)의 움직임이 열린 통로 혹은 경락을 통해 에너지를 펌프질하면 학생들은 더 조화로운 에너지 몸을 가지게 된다.

아래 소개하는 움직임은 우리를 부드럽고 온화하게 자극한다.

1/4 경배 자세

산 자세로 시작한다. 숨을 들이쉬며 두 팔을 위로 뻗고, 숨을 내쉬며 두 손을 가슴 앞으로 내린다. 5~10회 반복한다.

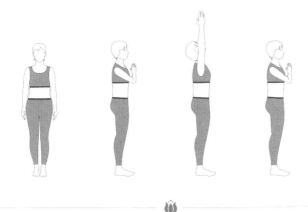

반 경배 자세

숨을 들이쉬며 두 팔을 위로 뻗고, 숨을 내쉬며 몸을 아래로 굽힌다. 숨을 들이쉬며 척추를 반쯤 위로 들고, 숨을 내쉬며 몸을 아래로 굽힌다. 숨을 들이쉬며 똑바로 서고, 다시 두 팔을 머리 위로 뻗고, 숨을 내쉬며 두 손을 가슴 앞으로 내린다. 2~5회 반복한다.

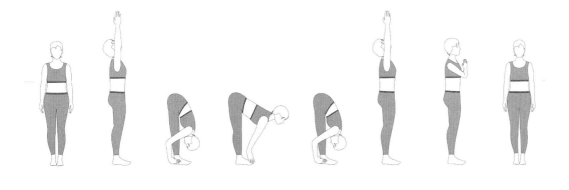

생명의 문에 노크하기

무릎을 가볍게 하고 두 발은 골반너비로 벌려 산 자세로 선다. 어깨와 윗몸을 왼쪽으로 돌린다. 이때 오른팔은 구부려 배의 앞쪽을 '찰싹 치고', 왼팔은 구부려 등 아랫부분에 연결한다. 다음에는 오른쪽으로 돌린다. 두 팔과 두 손이 윗몸과 연결되고 움직임과 일치하게 돌리면서, 가속도를 붙여 계속 양쪽으로 움직인다. 이것은 몸 안의 생기 없고 정체된 에너지에 새로운 활력을 주고 에너지를 보충하는 좋은 방법이다.

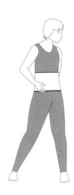

황금 씨앗

A. 두 발을 다리 길이만큼 벌려 서고, 두 발을 밖으로 45도 정도 돌린다. 무릎을 부드럽게 하고 두 팔은 양옆에 늘어뜨린다.

B. 숨을 들이쉬며 두 팔을 머리 위로 든다.

C. 숨을 내쉬며, 무릎을 구부려 발가락 위에 정렬하고 기마 자세를 한다.

D. 양 손바닥을 양쪽 바깥으로 민다. 숨을 들이쉬고 그 자세로 머문다.

E. 숨을 내쉬며, 다리를 펴고 양발을 앞으로 돌리고 허리를 굽혀 두 손을 바닥에 댄다.

F. 숨을 들이쉬며, 오른손바닥을 바닥이나 블록 위에 댄 채 왼쪽으로 몸을 비튼다. 가슴 부위가 열리는 것을 느끼며 왼손을 높이 든다.

G. 숨을 내쉬며, 왼손을 다시 바닥으로 내린다.

H. 숨을 들이쉬며, 이번에는 왼손바닥을 바닥에 댄 채 오른쪽으로 몸을 비틀고 오른손을 높이 든다.

I. 숨을 내쉬며 오른손을 바닥으로 내린다. 큰 바위를 드는 것처럼 두 손바닥을 위로 향한다.

J. 숨을 들이쉬며 일어나고, 계속 손바닥이 위로 향하고 양손의 손가락이 붙어 있는 채로 두 손을 위로 올려 얼굴을 지나고, 손바닥을 하늘을 향하게 돌리고 두 팔은 머리 위로 올린다.

K. 숨을 내쉬며, 윗몸을 앞으로 숙여 머리를 바닥으로 내릴 때 두 팔은 마치 날개처럼 등 뒤로 뻗는다.

L. 숨을 들이쉬며 윗몸을 일으키고 두 팔을 머리 위로 뻗는다.

M. 숨을 내쉬며 두 손을 가슴 앞으로 내린다.

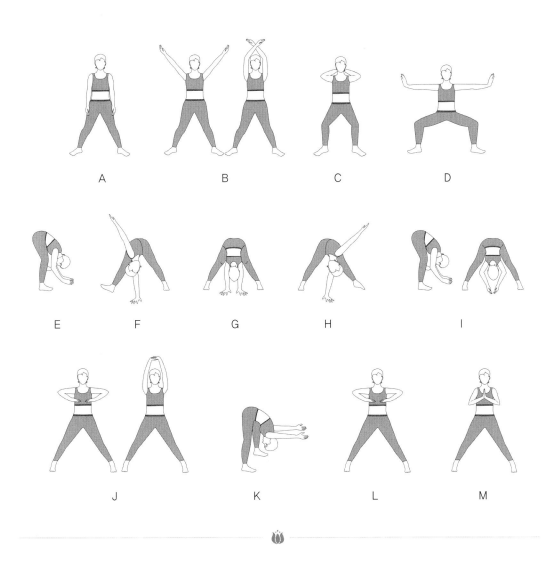

기 풀어 주기

고양이-소 자세
양손과 양 무릎으로 선 자세를 한다. 숨을 들이쉬며 가슴 부위를 위로 들고, 배는 내리고, 궁둥뼈를 위로 든다. 숨을 내쉬며 두 손을 밀면서 등을 둥글게 한다.

구르는 아기 자세
테이블탑(table top) 자세로 시작한다. 골반을 뒤로 밀며 아기 자세를 한 다음, 골반을 오른쪽으로 둥글게 돌리고, 테이블탑 자세를 하고, 다시 골반을 왼쪽으로 돌려 흐르듯이 원운동을 한다. 마치 골반 관절을 유동적인 원 모양으로 흐르게 하듯이 유기적으로 움직인다.

전개교 자세
등을 대고 누워 양손은 양옆에 둔다. 숨을 들이쉬며 골반과 두 팔을 들어, 양손 손가락들이 머리 뒤에서 바닥에 닿게 한다. 숨을 내쉬며 골반과 양팔을 옆으로 내린다. 파도처럼 다리 자세로 들어가고 나온다. (전개교: rolling bridge, 회전 개폐식 다리)

구르는 판다 자세
양손과 양 무릎을 바닥에 댄다. 숨을 들이쉬며 오른팔을 높이 들고, 숨을 내쉬며 오른팔을 몸 아래로 끼워 넣으며 오른 어깨를 가볍게 바닥에 댄다. 2~3회 반복한다.

테이블탑 골반 돌리기 자세
테이블탑 자세로 시작한다. 오른 다리를 뒤로 들어 발을 천장으로 향하고, 무릎을 구부려 골반 높이까지 든다. 전체 골반 관절을 움직여 시계 방향과 반시계 방향으로 원을 그린다. 다리뼈가 고관절와 안에서 미끄러지듯이 움직인다고 생각한다.

누워 골반 돌리기 자세
등을 대고 누워, 오른 무릎을 가슴으로 끌어안는다. 오른 무릎을 잡은 채로 오른 다리를 고관절와 안에서 부드럽게 돌린다. 먼저 시계 방향으로, 다음에는 반시계 방향으로 돌린다. 왼 다리도 똑같이 한다.

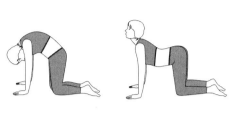

고양이-소 자세

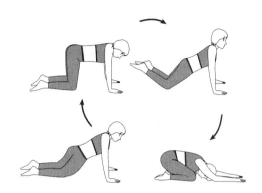

구르는 아기 자세

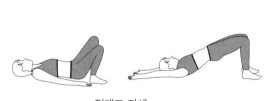

전개교 자세

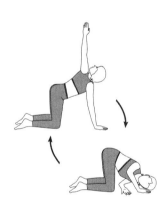

구르는 판다 자세

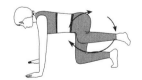

테이블탑 골반 돌리기 자세

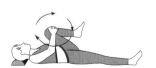

누워 골반 돌리기 자세

개 산책시키기

비튼 개 자세
발뒤꿈치를 좌우로 움직인다.

개 산책시키기 자세
한쪽 다리 혹은 두 다리를 구부렸다 편다.

다운독 스쿼트 자세
양발을 골반너비로 벌리고, 발가락을 조금 밖으
로 돌린다. 숨을 들이쉬며 스쿼트 하듯이 두 무
릎을 깊이 구부린다. 이어서 숨을 내쉬면서 두
다리를 편다. 이것은 말라아사나(Malasana, 화환
자세)를 효과적으로 준비하는 자세다.

세 다리 개 자세
오른 다리를 하늘 높이 들고 골반을 활짝 열어
오른쪽 골반을 왼쪽 위로 넘긴다.

다운독 키스 자세
숨을 들이쉬며 오른 다리를 하늘로 든다. 이어서
숨을 내쉬며 오른 무릎을 키스하듯이 코까지 말
아넣는다. 숨을 들이쉬고, 이어서 숨을 내쉬며
오른 다리를 뒤로 보내 하늘 높이 들고 발을 내
려놓는다.

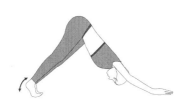

비튼 개 자세

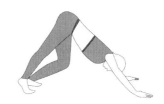

개 산책시키기 자세

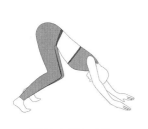

다운독 스쿼트 자세

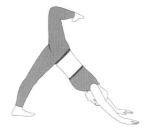

세 다리 개 자세

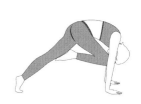

다운독 키스 자세

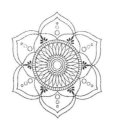

3장
자세 시작하기

수업이 시작된 뒤 곧 학생들이 어떤 자세에 들어가게 하면, 학생들의 몸과 마음이 유연하게 풀려서 테마를 더 잘 받아들일 수 있다.

자궁 안의 태아: 발라아사나의 행복

> 더 많이 가지든 더 적게 가지든 상관하지 않는 사람은 평온하다.
> 루미

아기 자세는 평온하게 요가 수업을 시작하는 길이다. 하루를 바쁘게 보내고 나면 마음이 소란할 수 있다. 아기 자세는 학생들이 이마를 부드럽게 이완하고 하루를 내려놓을 기회를 준다. 아래의 변형 자세를 시도해 보라. 혹은 이 하나의 자세의 특성을 중심으로 초심자의 마음, 다시 시작하기, 다시 태어나기 같은 요가 수업 전체의 테마를 정한다.

아기 자세의 변형
  – 양팔을 앞으로 뻗어 바닥에 둔다. 다리는 모아도 되고 벌려도 된다.
  – 양팔을 앞으로 뻗어 블록 위에 둔다. 그러면 겨드랑이에 더 많은 공간이 생긴다.
  – 다리를 모으고 양팔을 옆에 둔다.

– 비튼 아기 자세: 왼팔을 바닥에서 오른쪽으로 끼워 넣고 오른팔로 등을 감싼다.

– 옆으로 아기 자세: 양팔을 오른쪽으로 뻗었다가 왼쪽으로 뻗는다.

– 껴안는 아기 자세: 양팔을 다리 사이로 넣어 양 발목을 잡는다.

– 묶인 아기 자세: 양팔을 등 뒤로 돌려 양손을 맞잡는다.

– 안잘리 아기 자세: 양팔을 앞으로 뻗어 팔꿈치에서 굽힌 다음, 양손으로 목덜미에서 안잘리(Anjali) 무드라를 취한다.

– 아기 마사지 자세: 양손을 주먹 쥐어 배의 좌우에 두고, 다리 위로 윗몸을 굽힌다.

– 벽에 기댄 아기 자세: 정강이를 바닥에 대고 무릎 꿇은 뒤, 양손을 어깨너비 혹은 그보다 더 벌려 벽에 기댄다.

───── 자궁 안의 아기 ─────

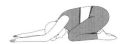

아기 자세

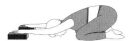

블록으로 하는 아기 자세

아기 자세의 변형

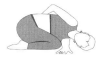

비튼 아기 자세

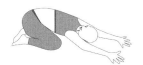

옆으로 아기 자세

껴안는 아기 자세

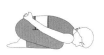

묶인 아기 자세

안잘리 아기 자세

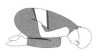

아기 마사지 자세

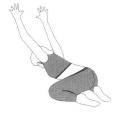

벽에 기댄 아기 자세

나비의 탄생: 묶은 각

꽃으로 피어나기 위해 감수해야 하는 위험보다
봉오리 안에 꽁꽁 싸여 있는 위험이 더 고통스러운 날이 왔다.
아나이스 닌

나비 자세는 다시 태어남을 상징한다. 봉오리 안에 꽁꽁 싸여 있는 꽃이나 새로운 삶으로 나오려고 달걀을 쪼아 대는 병아리가 그렇듯이, 나비는 생명이 나타나려면 자기를 꽁꽁 싸매고 있는 고치를 뚫고 나오는 어려움을 겪어야만 한다는 것을 안다.

나비 자세의 변형

1. 앉은 나비 자세: 양발 뒤꿈치를 서혜부로 당기거나 서혜부에서 멀어지게 한다.
2. 앉은 나비 자세: 양 발가락들을 함께 엮듯이 교차시킨다.
3. 앉은 나비 자세: 윗몸을 좌우로 부드럽게 비튼다.
4. 날개를 펄럭이는 나비 자세: 양발을 양손으로 붙잡고 양 다리를 위아래로 움직인다.
5. 나비 수피 원운동 자세: 윗몸을 시계 방향으로 돌린 다음 반시계 방향으로 돌린다.
6. 반 나비 자세: 앞으로 뻗은 한쪽 다리 위로, 또 양 다리 사이로, 혹은 뻗은 다리 위에서 옆으로 윗몸을 굽힌다.
7. 앉은 나비 자세: 양발을 블록 위에 둔다.
8. 누운 나비 자세: 바닥에 눕고 양발을 붙인 채 양 다리로 다이아몬드 모양을 만든다.
    *   양발을 블록 위에 두어도 된다.
    *   양발을 블록의 좌우에 두어도 된다.
    *   골반과 발목을 스트랩으로 묶어도 된다.
9. 지지된 나비 자세: 등의 오목한 부위에 볼스터를 두고, 머리 뒤에 수건을 두어 머리와 목을 받친다.
10. 벽에 다리 올린 자세: 벽에 올린 양발의 발날을 붙이고 양 무릎은 밖으로 벌린다.

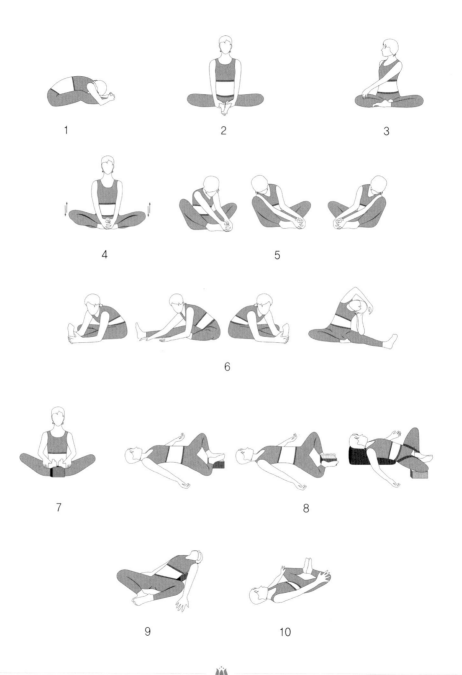

사바아사나의 변형 : 재탄생

생명이란 무엇인가?
생명은 밤에 반딧불이가 반짝이는 것이다.
생명은 겨울에 버팔로의 호흡이다.
생명은 작은 그림자가 풀밭을 가로질러 달리다가
해질녘에 사라지는 것이다.
크로우풋, 영적 세계로의 여행에 준비되었을 때

사바아사나의 이로운 점:

- ◆ 온몸이 이완되고, 긴장과 스트레스와 피로가 풀리게 한다.
- ◆ 마음이 매우 차분해지게 한다.
- ◆ 깊은 휴식 상태에 있을 때 우리는 자신을 재설정하고, 그런 휴식과 재설정 덕분에 치유 과정이 일 어나고 빨라진다.
- ◆ 땅과 물리적으로 연결됨으로써 몸을 땅에 정착시키는 효과가 있다.
- ◆ 우리는 기술과 공기(vata)의 시대에 살고 있는데, 사바아사나 자세는 글자 그대로 우리를 땅으로 되 돌려 준다.
- ◆ 몸과 마음이 다시 젊어지고 회복되게 한다.

사바아사나에서 우리가 정말로 하는 것은 이미 내면 깊이 묻혀 있는 것에 접근하는 것이다. 우리는 '편 안함을 느끼려' 애쓰거나 '평온해지려' 노력하지 않으며, 그냥 있다. 사바아사나에서는 내려놓는 행위 가 붙잡으려는 바람보다 강하다.

우리는 이전의 수련이나 과거의 날을 내려놓고 다시 태어난다.

사바아사나 변형:

- – 오각형 자세: 누워서 양팔을 머리 위로 V 자로 벌리고 양 다리를 벌린다.
- – 타다카(Tadaka) 무드라 자세 : 연못을 채우고 비우기. 이것은 사바아사나 전에 하는 이완하는 무드 라다.

똑바로 누워 양팔을 옆에 둔다.

다섯을 세며 숨을 들이쉬면서 양팔을 바닥에서 머리 위로 뻗어 양손을 깍지 낀다.

숨을 내쉬며 턱을 빗장뼈(쇄골) 쪽으로 조금 당기고, 깍지 낀 양 손바닥을 머리 반대 방향으로 향하며 양팔을 똑바로 뻗는다.

숨을 내쉬면서 배를 갈비뼈 안의 위쪽으로 당겨 등 쪽으로 끌어당긴다.

배를 이완하고 숨을 들이쉰다. 숨을 내쉬며 양팔을 양옆으로 내린다.

숨을 들이쉬고 내쉬며 같은 동작을 세 번 반복하고, 마지막으로 양팔을 양옆에 둔다.

– 악어 자세: 엎드려서 양팔을 얼굴 앞으로 굽혀 베개를 만들어 그 위에 이마를 올린다.

– 사바아사나: 다리나 등 아래에 볼스터를 둔다.

– 사바아사나: 머리 아래 부드러운 블록의 앞쪽을 두고, 머리를 양옆으로 굴린다.

– 완전히 엎드리기 자세: 엎드려서 양손을 쭉 뻗는다.

사바아사나의 변형

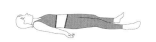

사바아사나

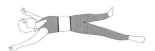

오각형 자세

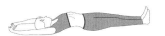

타다카 무드라 자세

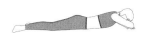

악어 자세

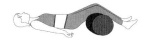

볼스터를 이용한 사바아사나

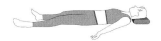

블록을 이용한 사바아사나

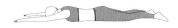

완전히 엎드리기 자세

사바아사나를 위한 노래

해초
여기 누워서 호흡이 해초라고 상상한다 …
숨을 들이쉬고 … 숨을 내쉰다 …
바다의 해류 위에서 부드럽게 움직인다 …
숨을 들이쉬고 … 숨을 내쉰다 …
바다의 변화를 만나고, 그 흐름과 함께 가며 …
숨을 들이쉬고 … 숨을 내쉰다 …
해초가 춤추고 우리의 호흡을 수월히 수용한다.
숨을 들이쉬고 … 숨을 내쉰다 …
해류가 가만히 있기 시작할 때 호흡의 흐름도 가만히 있는다 …
우리는 사바아사나로 더 깊이 들어간다.

집 안의 전등
나무가 뿌리를 아래로 내리듯이, 이 세상의 손이 붙잡아 주고 지지해 줌을, 평온함을 느낀다 …
호흡으로 몸을 쓸고, 모든 창조와 사라짐이 우리가 휴식을 찾도록 돕는다 …
몸 안에서 방마다 전등이 천천히 꺼지는 걸 본다. 하나씩 하나씩 …
각 방이 서서히 어두워지는 몸 안을 천천히 지난다 …
머리 …
가슴 …
양팔 …
윗몸 …
배 …
다리 …
발 …
온통 어둠 …
완전한 고요함 …

퀼트
마치 아름다운 퀼트인 것처럼 몸을 쭉 편다 …

근육의 긴장을 모두 푼다 …
뼈의 무게를, 무거움을 느낀다.
몸속의 장기들이 등 쪽으로 천천히 가라앉는 것을 느낀다 …
나뭇잎이 떨어지듯이, 자신이 아래로 내려가는 것을 느낀다 …
몸이 땅에 붙어 뿌리내린다.

코어 쪽으로 움직인다
눈을 감고, 마치 위에서 자기를 내려다보듯이 모든 면에서 자기 몸을 상상한다 …
바다 표면의 잔물결이 가라앉으면서 평화롭고 고요한 내면의 바다로 서서히 잠긴다고 느낀다.
바깥세상은 매우 바쁠 수 있지만, 우리는 내면에서 평온과 고요를 찾을 수 있다 …
호흡이 부드러워지면 마음도 부드러워진다 …
마치 자기에게 많은 구멍이 있어서 자기 자신에게 흡수되는 것처럼, 자기 내면의 코어를 향해 더 깊이
고요히 움직이는 것을 느낀다 …
자신이 행복의 중심에 가까워질 때, 거기서 환한 빛을 보고, 그 빛이 어둠을 뚫고 비치는 등대 불빛처럼
빛나게 놓아둔다.

사바아사나 자장가
몸을 쭉 펴고 쉰다. 마치 땅 아래의 땅에 자기 온몸의 청사진을 찍는 것처럼.
아주 천천히 숨을 길게 들이쉬고 내쉰다 … 몸으로 … 마음으로 … 감정으로 …
중력이 장악해서 신체 장기들이 무거워져 땅으로 가라앉고, 윗몸은 더 가벼워지며 더 떠오르는 것처럼
느낀다.
눈 주위 근육을 느슨하게 하고, 이마의 피부를 풀어 주며, 몸이 물처럼 천천히 퍼지게 한다 …
나머지 5퍼센트를 내려놓고, 애씀, 함, 싸움을 모두 놓아 버리고, 그저 존재한다 …

여기에서는 너무 열심히 노력할 필요가 없다 …
호흡의 부드러운 소리가 저절로 오가게 하고, 호흡이 당신을 숨 쉬게 한다 …

마치 어머니가 품에 안아 주듯이 여기서 땅이 당신을 안아 주게 한다. 이렇게 다정히 지지해 주면 내면
의 풍경으로 더 깊이 들어갈 수 있는가? 온몸을 진정시키며 씻어 주는 것을 … 당신 존재의 모든 공간
을 채우는 것을 더 느낄 수 있는가? 그 느낌 … 그 평화는 항상 당신 곁에 있으며, 필요하면 언제나 당

신이 그것을 드러내기를 끈기 있게 기다린다는 것을 알기 바란다.

❀

좋은 공간: 수카아사나로 편히 앉기

2.46 스티라 수캄 아사남
파탄잘리

스티라(Sthira): 견실함 | *수카*(Sukha): 좋은 공간, 괴롭지 않음 | *아사남*(Asanam): 자리 혹은 자세

수카아사나(Sukhasana) 자세는 편안하게 해 준다.

수카아사나의 변형:
- 비틀기: 왼손을 뒤쪽 바닥에 대고 오른손으로 왼 무릎을 가볍게 잡는다.
- 수카아사나 굽히기: 궁둥뼈로 고르게 앉아서 척추를 늘여 다리 위로 윗몸을 굽힌다.
- 수피 원운동: 편히 앉은 자세에서 양손을 양 무릎에 올리고, 윗몸을 부드럽게 시계 방향으로, 다음에는 반시계 방향으로 돌린다.
- 옆으로 기대기: 왼손을 바닥에 대거나 왼쪽 팔뚝을 블록 위에 내려놓고, 오른손을 오른쪽 귀 위로 뻗고 몸을 왼쪽으로 굽힌다.
- 수카아사나 절하기: 책상다리를 하고 편히 앉아, 두 팔을 등 뒤로 돌려 양손을 깍지 낀 뒤 절하듯이 몸을 앞으로 굽힌다. (이마 아래에 블록을 두면, 몸이 바닥에 가까워지는 데 도움이 된다.)
- 수카아사나 독수리 팔: 편히 앉아서 눈앞에서 두 팔을 마치 부드러운 밧줄처럼 꼰다.
- 수카아사나 기도 비틀기: 코어의 힘을 이용하여 몸을 좌우로 비튼다.

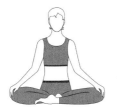

수카아사나

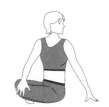

수카아사나 비틀기

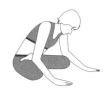

수카아사나 굽히기

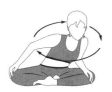

수피 원운동

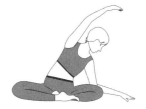

옆으로 기대기

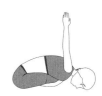

수카아사나 절하기

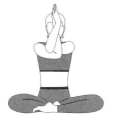

수카아사나 독수리 팔

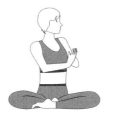

수카아사나 기도 비틀기

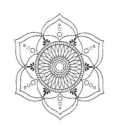

4장
준비하기

시작하기: 자기를 위한 축복

수련을 시작하기 전에 자기를 축복하라.
자기의 모든 과거, 실수, 성공을 축복하고, 여기에 이르기까지 했던 모든 결정을 축복하라.
무릎 꿇었던 시간들과 자기를 넘어섰던 시간들을 축복하라.

자기의 모든 현재를 축복하라.
가능성, 희망, 열린 마음을 잉태하고 있는 이 순간을 축복하라.
이 자리에 와서 수련하고 배우고 성장하고 진보하는 자기를 축복하라.
상황이 어떻든 노력하고 있는 자기를 축복하라. 당신은 최선을 다하고 있다.
자기의 용기와 강인함을 축복하라.

자기의 모든 미래를 축복하라.
앞에 놓인 대지와 경험, 앞으로 맺을 관계를 축복하라.
오늘 한 모든 선택의 모든 결과를 축복하라.
자신이 안내받고 보살핌받고 있음을 알아라.
자기의 모든 좋은 면과 힘든 면까지 자기의 모든 부분을 축복하라.
자신이 자신인 것을 축복하라.

자기의 길을 긍정하기: 확언의 힘

당신이 결정하면 우주가 공모하여 그 일이 일어나게 한다.
랄프 왈도 에머슨

두 가지 에너지가 조화를 이루면 무언가 아름다운 것을 만들어 내며, 그것이 확언의 힘이다.

당신은 자기 삶에 어떤 힘을 가져오고 싶은가? 어떤 것을 더 많이 받고 싶은가? 당신이 이미 가지고 있지만 잊고 있던 것을 오랜 친구가 친절하게 상기시켜 준다고 상상해 보라.

긍정적으로 확언하는 문장을 완성하여 자신에게 말해 보라.

나는 ….
나는 …을 가지고 있다.
나는 …을 신뢰한다.
나는 …을 받아들인다.
나는 …을 감사히 받는다.

나는 사랑받는다. 나는 충분히 가지고 있다.
나는 나의 직관을 신뢰한다.
나는 몸을 지금 이대로 받아들인다.
나는 이 삶에서 지금 내가 있는 자리를 감사히 받는다.
내 몸과 마음은 편안하다.
나는 이 삶에서 필요한 것을 모두 가지고 있다.
나는 긴장과 두려움을 놓아준다.

바치기: 연결하고 통합하기

안잘리 무드라(합장): 바치는 인장
이 인장은 제3의 눈, 입 혹은 가슴에서 행해질 수 있으며, '나마스테'라는 말과 함께 행해질 때가 많다.

안잘리 무드라는 가슴의 기도다. 두 손을 맞잡을 때 좌뇌와 우뇌가 연결된다. 논리와 사랑, 지혜와 직관의 혼인이다. 안잘리 무드라는 내면의 더 높은 의식에 연결되도록 돕고, 학생들과 선생이 하나 되게 한다.

연약한 꽃을 잡고 있듯이, 양 손바닥이 가볍게 닿도록 양손을 붙이면, 두 손을 살짝 컵 모양으로 모아 쥐는 것처럼 느껴질 수 있다. 그 컵 속에 당신의 기도, 소망, 의도를 떨어뜨려라.

나마스테: 존중하고 절하기

나마스테(Namaste)는 인사이며, 동시에 우리가 주위에 연결되어 있음을 나타내는 길이다. 자기 자신과 모든 의식 있는 존재를 존중한다는 몸짓이기도 하다.

나마(Nama): 절하다 | 아스(As): 나 | 테(Te): 당신

우리 모두 삶에서 사랑을 전해 준 사람들이 있다. 그들은 상황이 어떠하든 우리 곁에 있어 주었고 우리를 사랑했다. 그들은 우리가 잊어버린 우리 내면의 아름답고 빛나는 것을 보았다. 그런 사랑은 어디에나 있다. 우리가 이것을 기억할 때, 사랑의 섬광이 밝게 타오른다.

나마스테
나는 당신 안에서 신성한 것을 본다.
나는 당신 안에서 고귀한 것을 본다. 나는 당신 안에서 아름다운 것을 본다.

나는 아무 조건 없이 당신을 사랑하고 존중한다.
당신 안의 빛이 환히 빛난다.

수업을 시작하고 끝낼 때 학생들은 좌우 앞뒤로 다른 학생들에게 서로 "나마스테"라고 인사한다.

진심의 맹세: 의도를 정하기

당신은 자신이 깊이 간절히 원하는 것이다. 원함에 따라 의지가 생긴다.
의지에 따라 행위가 이루어진다. 행위에 따라 운명이 지어진다.
브리하다란야까 우파니샤드 4부 4장 5절

칼파(Kalpa): 맹세 | 산(San): 가장 높은 진실에 연결됨/ 가슴에서 태어난

상칼파(sankalpa)의 행위는 당신이 가장 깊이 원하는 것을 향해 움직이도록 돕는 맹세를 하는 것이다.

먼저, 의도를 정해야 한다. 결과보다 의도가 더 중요하다. 상칼파는 행동하라는 부름이다. 우리를 부르는 소리를 듣지 않는 게 더 쉽고, 길을 바꾸지 않는 것이 더 편하다. 상칼파는 내면의 메시지를 듣는 것이며, 사랑으로 그 방향으로 움직이는 것이다.

휴식에 자리 잡을 때, 상칼파의 행위에 관해 숙고해 보라.
당신이 가슴 깊이 진심으로 원하는 것 혹은 개인적 의지는 무엇인가.
당신은 이 자세에서, 이 삶에서 무엇을 이루고 싶은가?
당신이 이 수업에 있는 이유, 이 땅 위에 있는 목적은 무엇인가?
당신은 오늘 이 세상에 어떤 모습으로 등장하고 싶은가?
당신이 해야 할 일은 무엇인가? 혹은 당신에게 장애물은 무엇인가?

자세를 잡고, 의도를 정함으로써 당신의 성장을 돕는 행위를 삶에 불러들일 잠재력이 있음을 인정하라.

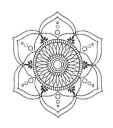

5장

타트바의 테마

인요가를 수련하는 지침은 일반적 원칙 즉 타트바(tattva)를 따른다. 그중 일부는 다음과 같다.

- ✦ 자세를 취하고, 목표 부위에 느낌이 올 때까지 자세의 모양을 조정한다.
- ✦ 인요가 수련은 기능적이다. 옆 사람처럼 멋진 모습을 보이려는 것이 아니며, 목표 부위에 감각을 '느껴야' 한다.
- ✦ 자세의 모양에서 가만히 있음을 찾아라. 가만히 있음은 몸에 있을 수도 있고, 마음이나 호흡에 있을 수도 있다.
- ✦ 그 자세에 머무르면서 살펴보고 치유하고 변형하라. 어느 자세든 2분~10분 동안 머무른다.
- ✦ 자세에서 나올 때 주의하고, 부드럽게 움직이거나 반동 안에 누워 있는다.

이 지침들은 삶에서 분주함, 스트레스, 서두름에 대한 해독제다. 요가 매트 위에서 부드럽게 풀어 주고 가만히 있는 인요가의 성향을 채택하면, 일상생활에서도 그런 성향을 쉽게 이용할 수 있게 된다.

이 장에서는 그 지침을 삶에 가져온다.

⚜

편안하고 안락함: 두카에서 수카로

삶은 잡음과 놓음 사이의 균형이다.
루미

두카(dukha): 불편한, 괴로운 | 수카(sukha): 좋은 공간, 편안한, 평온한

마음

우리는 자세로 처음 들어갈 때 편하고 효과적인 상태를 찾으려고 자세를 미세하게 조정한다. 움직이지 않고 가만히 있음은 인요가에서 반드시 지켜야 하는 계율이 아니다. 인요가 수행자는 자세를 취하는 동안 조금씩 몸을 조정하는 법을 배운다. 사지를 미세하게 조정하면 에너지 전달에 매우 효과적일 수 있다. 신체 조직이 유연해지고 부드러워지면 마음을 주고받는 것도 그렇게 된다.

가슴

우리에게는 매일 미세하게 변화를 일으킬 기회가 있다. 다른 사람에게 말하는 방식을 조금 바꿀 수도 있고, 반응하기 전에 잠깐 멈출 수도 있다. 이익을 취하려 하기보다는 주거나 봉사하기로 결심할 수도 있다. 혹은 더 집착하는 대신에 내려놓기로 결심할 수 있다.

이런 작은 변화 하나하나가 우리를 변화시키고, 영적 수행이 효과가 있음을 보여 주는 표지판이 된다. 그러다 아무 일도 일어나지 않는다고 생각하던 어느 날, 문득 우리가 베풀고 웃고 내려놓는다는 것을 알게 된다. 그때 우리는 이 여정이 대단한 선택들로 이루어지는 것이 아니라, 눈에 띄지 않는 작은 행동과 매일매일 일으키는 작은 변화들로 이루어진다는 것을 기억한다.

몸

수카아사나

이 자세를 편안하고 안락한 몸짓으로서 탐구한다. 벽에 기대거나 담요 위에 앉는 게 더 좋은가? 자세에서 수카를 찾는 데 필요한 만큼 움직인다. 더 많은 공간을 발견하기 위해 미세하게 조정한다. 두 손을 앞으로 뻗어 블록 위에 두어 척추를 늘인다. 똑바로 앉아, 자신이 만든 '좋은 공간'을 느껴 본다. 노력과 편안함이 균형을 이루게 한다.
오늘 하루를 편안히 살기 위해 자신의 행동, 말, 생각에 어떤 작은 변화를 줄 수 있는가?

정렬하고 개선하기: 인요가의 정렬

우리가 느끼는 기분은 자기 자신과 잘 정렬되어 있는지 그렇지 못한지를 보여 준다.
아브라함 힉스

마음

모든 '몸'은 다르다.

길이가 다르고 각도가 다른 뼈들이 우리라는 사람의 퍼즐을 구성한다. 몸의 모양은 마음의 모양만큼 중요하지 않다. 사람들의 뼈가 짜 맞추어진 방식의 개별성과 독특함을 존중하면, 학생들을 위해 경험을 개별화하게 된다.

가슴

우리는 옳다고 느껴지는 것과 잘못되었다고 느껴지는 것을 안다. 우리는 잘 정렬되지 않은 느낌을 안다. 정렬되지 않은 것은 많은 형태로 나타난다. 그것은 계속 없애려 노력해도 좀처럼 사라지지 않는 통증일 수도 있다. 이롭지 못한데도 계속 반복하게 되는 습관일 수도 있다. 마음속에 자리 잡고 사라지지 않는 어떤 생각일 수도 있다. 우리가 매일 견디고 있지만 완전히 살지는 못하는 직업이나 인간관계의 어떤 문제일지도 모른다.

우리가 잘 정렬되면, 마치 바른 길을 가고 있는 것처럼 삶이 기분 좋게 느껴진다. 정렬은 우리가 내면의 지혜 및 모든 의식의 지혜와 조화로워지게 한다.

정렬은 우리의 독특함을 찬미하는 것이다. 우리가 가슴의 내적 지혜를 경청하고 따를 때, 자연과 삶이 협력하여 이 길을 보여 준다.

몸

인요가 자세로 '정렬'되는 것은 우리의 독특한 몸 구조에 알맞은 자세를 찾는다는 뜻이다. 정렬되지 않으면 불편할 수도 있고 다칠 수도 있으며, 어떤 자세에서 기대되는 효과를 거두지 못할 수도 있다. 정렬되면 편안하고 가볍게 느껴진다.

오른발을 왼쪽 넓적다리에 갖다 대어 반 나비 자세를 한다. 왼쪽 넓적다리 위로 몸을 굽혀, 양 다리 가운데와 오른쪽 넓적다리 위까지 내려간다. 이제 오른 다리를 뒤로 접고, 똑같이 몸을 아래로 굽힌다. 어떤 위치나 자세가 자기에게 더 잘 정렬되는 것으로 느껴지는가? 그 자세로 3~5분간 머문다.

느낌이 모양보다 중요: 목표 부위

빗방울에게는 강으로 들어가는 것이 기쁨이다.
갈리브

마음

목표 부위 수련은 인요가를 미학적 요가와 구별한다. 미학적 스타일의 요가는 자세가 어떻게 보이는지에 집중한다. 기능적 요가(인요가)는 자세의 의도를 실현하도록 몸을 정렬한다.

◆ 하나의 자세에 여러 개의 목표 부위가 있을 수 있다.

◆ 신체 감각이 변하면 목표 부위도 변할 수 있다.

◆ 목표 부위 초점은 몸, 마음, 혹은 에너지 느낌에 있을 수 있다.

◆ 한 가지 자세를 하는 모든 사람이 다르게 보일 것이다.

◆ 일부 학생은 목표 부위에서 별다른 느낌을 받지 못할 것이고, 그러면 이 수행은 유지 수행, 혹은 미세한 감각의 알아차림에 접근하는 수행이 된다.

가슴

인요가의 늘이기에는 엉덩이근육(둔근)이나 등 같은 '목표 부위'가 있다. 하지만 실제로 늘이기를 어느 목표 부위에 제한할 수는 없다. 한 부위를 늘이면 다른 부위에도 영향을 준다. 이런 개념을 '바이오텐세그리티'(biotensegrity)라고 한다. 몸의 모든 부위는 함께 작용하여 안정된 전체를 이룬다. 인대, 근육, 근막은 뼈의 '당김줄'과 같고 형태와 안정성을 준다. 마치 우리 몸이 내적으로 잡아 주는 손인 것처럼, 어느 줄을 하나 당기면 연달아 다른 줄도 움직이게 된다. 이러한 내적 연결이 없으면 우리 몸은 그야말로 허물어져 버릴 것이다.

그리고 이것이 세상에 필요한 것이다.
다른 사람들이 필요로 할 때 그들의 손을 잡아 주어야 한다는 것을
기억하는 사람들이 필요하다.
우리 사이에 분리가 없음을 아는 사람이 필요하고,
우리 앞의 줄에 있는 사람, 창밖에 서 있는 나무, 혹은 길에 있는 노숙자가 필요하다.
우리의 행동, 말, 행위가 세상 속으로 울려 퍼진다.
우리 모두에게는 분리를 넘어 사랑하고
자기 자신과 다른 사람들의 타고난 선을 기억할 능력이 있다.

오늘 수련할 때 이러한 내적 연결과 사랑할 능력에 관해 숙고해 보고,
빗물이 바다로 흘러가듯이 더 큰 전체를 향해 움직여라.

몸

한 자세에서 당신이 변할 때 목표 부위가 변하는 것을 알아차려라. 습관적으로 수련하고 몸으로 실험하고 싶은 충동에 저항하라. 더 크거나 더 깊은 것이 더 좋지 않을 수도 있다.

잠자리 자세에서 두 다리를 더 벌리거나 더 가깝게 움직일 때, 목표 부위가 변하는가?

안장 자세에서 두 다리를 모으거나 벌릴 때, 등 아랫부분에서 어떤 감각을 느끼는가?

용 자세에서 팔뚝을 바닥에 대거나 양손을 넓적다리 앞쪽에 놓을 때, 뒤쪽 다리에 어떤 일이 일어나는가?

애벌레 자세로 1분이 지났을 때와 4분이 지났을 때, 척추에 어떤 일이 일어나는가?

근육의 노력을 풀어 줌: 내려놓기

자신이 어떠한 사람이 되어야 한다고 생각하면 긴장한다.
실제 있는 그대로의 자기로 있으면 이완된다.

중국 속담

마음

인요가는 중력과 뼈의 무게를 풀어 주는 것으로 작용한다. 신체적, 근육적 노력을 내려놓을 때 결합조직이 늘어난다. 인요가의 생리적 목표는 조직에 부드럽게 '스트레스'를 주어 조직에 수분을 공급하고, 그리하여 조직의 건강과 탄력성을 유지하는 것이다.

그렇게 되려면 노력을 포기하는 수련을 해야 한다. 근육은 끊임없이 보호하려 작용하지만, 내려놓는 법도 배울 필요가 있다.

가슴

내려놓기는 왜 그렇게 미묘한가? 내려놓으려 '애쓰는' 행동은 비생산적이므로 그냥 내려놓아야 한다. 중력에 내맡기고, 땅이 몸을 관대하게 붙잡아 주게 한다. 근육의 긴장을 내려놓고 이완해서 체중을 바

닥에 맡긴다. 몸이 아래에서 지지하는 것 속으로 확장되는 것을 느낀다. 넓은 지지 형태와 묻힌 피로를 내려놓는다. 몸이 조금 더 내려놓을 때 부담이 줄어드는 것을 느낀다.

몸

사바아사나로 눕는다. 두 팔을 머리 위로 뻗고 몸을 양쪽으로 신장시켜 몸 안에 긴장을 일으킨다. 이완하고 느낀다. 이제 점차 이완한다. 두 손을 양옆에 두고 주먹을 쥐었다 편다. 팔다리의 근육을 조였다 푼다. 윗몸과 위장을 단단히 하고, 붙잡고 긴장을 느낀 다음, 천천히 풀어 준다. 온몸을 꽉 쥐고 조이고, 천천히 아름답게 풀리는 것과 온기를 느낀다. 아직도 긴장하고 있는가?

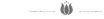

잠시 머물기: 몰두하기

당신은 하늘이고, 다른 모든 것은 날씨다.

페마 쵸드론

마음

효과적으로 수련하려면 결합조직이 가벼운 스트레스를 오래 받아야 한다. 한 자세로 얼마나 오래 머무느냐는 결합조직의 힘에 달려 있다. 결합조직이 스트레스를 견딜 수 없으면, 학생이 자세를 풀게 하라. 시간이 지나면 한 자세에 머무는 능력이 향상될 것이다.

가슴

자세가 진행됨에 따라 어떤 마음 상태들이 일어나는 것을 볼 수도 있고, 거기서 벗어나고 싶어질 수도 있다. 몸에서 불편함을 느끼고, 마음은 다음 순간으로 당신을 끌고 가려 할지도 모른다. 그래도 그 자세에 머물 수 있는가? 모든 관계와 수련에서 우리에게는 상황에 상관없이 전념하고 머물 수 있는 기회가 있다. 이제 다음과 같은 순간들을 지켜본다.

지루함…
좌절…
인내하기 어려움…

… 그리고 그 순간들이 일어나고 사라지게 놓아둔다.

이것이 수련이다. 호흡 하나하나, 새로운 하루하루는 다시 시작할 기회이며, 수련에 대한 의지를 실천할 기회다.

자세와의 관계든, 어떤 사람이나 자기 자신과의 관계든, 자기의 마음 상태가 일어나는 것을 지켜본다. 어떤 상황에서도 변함없이 머물겠다고 맹세한다.

몸

긴장하거나 좌절하거나 불편함을 느끼게 하는 자세를 하나 선택한다. 자기에게 무슨 일이 일어나는지 지켜보라. 이것은 개인적 의지를 훈련함으로써 삶을 수련할 기회다. 당신은 활짝 열린 드넓은 하늘이다. 어떤 마음 상태가 일어나든 변함없이 그 자세에 머물겠다는 의도를 세워라.

❀

경계 시험하기: 자기의 한계 알기

경계는 두려움이 용기를 만나는 곳이며,
도전이 호기심을 만나고,
욕망이 의지를 만나고,
강함이 부드러움을 만나는 곳이다.

마음

인요가 자세를 하는 동안, 우리는 '충분하다'(목표 부위에서 약하거나 보통 정도의 감각)고 느끼는 지점까지 가라는 권유를 받는다. 이런 첫 도전 지점을 경계(edge)라고 한다. 경계란 몸이 움직일 수 있는 마지막 극한 범위가 아니라, 육체적·감정적으로 치유되는 느낌이 드는 자리다.

고통은 그 감각을 '중단시켜라'는 신호라기보다는 더 부드러운 경계로 물러나라는 신호다. 고통에는 동요, 불안, 혹은 마비나 얼얼함 같은 감각이 포함된다. 수련이나 자세가 발전하면, 이런 경계가 우리를 위해 이동할 수도 있고, 우리가 그 자세로 조금 더 깊이 들어가도록 몸을 조정할 수도 있다는 것을 아마 알게 될 것이다.

아래 목록은 건강한 경계에 관한 접근법과 테마 중 일부를 보여 준다.

- ♦ 자신의 경계가 있는 곳을 발견하기
- ♦ 구분: 경계 vs 움직임의 '마지막 범위'에 있는 것
- ♦ 쉬운 자세와 어려운 자세를 연습하기
- ♦ 육체적 경계, 정신적 경계, 감정적 경계
- ♦ 경계를 벗어나기
- ♦ 안락구역을 떠나기

가슴

영적 수련이 얼마나 효과가 있는지는 우리가 요가 자세를 하거나 매트 밖에서 일상생활을 하는 동안 경계에 있을 때 어떻게 행동/반응하는지로 판단할 수 있다. 당신은 한계를 밀어붙이는가, 회피하려 하는가, 아니면 힘든 상황을 외면하는가? 각각의 패턴은 나름의 효과가 있겠지만 일시적이며, 우리가 느끼는 느낌으로부터 우리를 분리시킨다.

그러므로 우리가 삶의 경계에 있을 때, 우리가 하는 수련은 감정, 생각, 감각을 계속 받아들이며 현존하는 것이 된다. 자포자기하지 않기를 배우고 또 배우면, 자기 인간성의 모든 면 및 일어나는 모든 상황과 더 가깝고 친밀한 관계를 이룰 수 있다. 겸손함을 기르고 자기의 반응, 습관, 패턴을 관찰하게 되면, 그것들의 힘이 사라지기 시작하고 더는 당신을 지배하지 못하게 된다. 그리고 그렇게 할 때 당신의 경계가 부드러워지며 뚜렷하지 않게 된다.

몸

경계를 시험한다. 시간이 지나면서 경계가 변할 것이고, 그것은 움직이는 목표물이다. 인요가 자세로 얼마나 깊이 들어갈지 선택할 때, 자신에게 다음과 같이 묻는다.

- ♦ 더 열심히 밀어붙이는 것이 나에게 가장 좋은 것인가?
- ♦ 피로나 부상을 무시해야 하는가?
- ♦ 옆 사람보다 더 몸을 늘이는 것이 내게 얼마나 도움이 되는가?
- ♦ 자세에서 할 수 있는 것과 할 수 없는 것에 나는 어떻게 반응하는가?
- ♦ 나는 몸에서 강한 감각을 느끼는 데 끌리는가, 아니면 아무것도 느끼지 않는 걸 더 좋아하는가?

육체적이든 정신적이든 가슴에 가장 관심을 기울이는 것이 항상 더 영혼을 울린다. 삶에서 어느 쪽의 편안함과 느긋함에 머무르고 싶은가? 오늘 수련할 때 당신의 의도를 살펴보라.

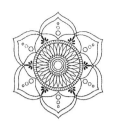

6장
여덟 개의 가지

파탄잘리가 《요가 수트라》에 쓴 바에 따르면, 라자(Raja) 요가 즉 '왕의' 요가는 여덟 개의 가지 체계에 충실하다. 아래의 수트라는 헌신자에게 사마디 즉 해방에 이르게 하는 단계를 따름으로써 마음에 대한 지배권을 얻으라고 한다.

야마 니야마-아사나-프라나야마-프라티야하라-
다라나-디야나-사마댜요-쉬타방가니
파탄잘리

파탄잘리는 자기 자신 및 다른 사람들과의 하나임에 이르는 데 필요한 단계에서 중요한 순서대로 여덟 개의 가지를 말한다.

가지 1: 야마
다른 사람들과 환경에 좋을 수 있도록 자기의 어떤 행위를 통제하거나 제한하거나 중단한다.
  – 아힘사: 비폭력 혹은 해치지 않음
  – 사티야: 자신에게 진실하고, 생각과 말과 행위에서 정직함
  – 아스테야: 훔치지 않음. 훔치는 것에는 시간, 물건, 말이 포함된다.
  – 브라마차리야: 성적 에너지를 비롯한 에너지를 현명하게 사용하기.
  – 아파리그라하: 필요한 것보다 더 많이 가지지 않기, 집착하거나 매달리지 않기. 이는 물건, 음식, 다른 사람의 시간 혹은 감정에 적용된다.

가지 2: 니야마
자기를 더 잘 대하도록 돕는 자질을 기른다.
- 샤우차: 순결함과 깨끗함
- 산토샤: 내면의 만족
- 타파스: 불, 규율과 수련
- 스와디아야: 자기탐구
- 이슈와라 프라니다나: 수련에 전념하고, 그것을 자기 이해의 정신에 제공하기

가지 3: 아사나
육체적 수련인 요가.

가지 4: 프라나야마
필수 생명력을 조절하도록 고안된 호흡 수련.

가지 5: 프라티야하라
감각에서 물러나고 주의를 내면으로 돌린다.

가지 6: 다라나
집중.

가지 7: 디야나
명상.

가지 8: 사마디
신과 다시 합일됨.

8개의 가지는 나무의 가지와 같다. 각 가지는 분리되어 있지만, 나무의 몸통과 뿌리를 통해 모두 연결되어 있다. 그것은 우리의 본질 혹은 참 본성을 기억함으로써, 그리고 가슴속에서 우리가 무한한 사랑이며 완전함임을 기억함으로써 고통을 완화하도록 돕기 위해 만들어졌다. 첫 2개의 가지인 야마와 니야마는 조화롭고 평온한 삶을 살기 위해 우리가 할 수 있는 가장 중요한 행동이므로 맨 처음에 말한다. 그것은 영혼이 깃든 삶을 살기 위한 윤리적 틀이며, 우리가 길을 갈 때 생기는 어려움을 헤쳐 나가도록

안내한다. 그 지침을 따르면 우리가 어떤 상태이며 다른 사람들과 어떻게 상호작용하는지에 주의를 기울이는 데 도움이 된다.

이 지침들은 상황이 어려울 때 우리가 바른 방향으로 나아가게 해 주는 실제적인 길을 제공한다. 이 지침들을 따르면, 매일 자기 자신이나 주변 세상과 부딪히는 작은 싸움들에 휘말리지 않을 수 있다.

이러한 처음 2가지 단계가 없으면 영적 수련이 자랄 수 있는 뿌리나 견고한 토대가 없는 셈이다.

가지 1: 야마

1. 친절한: 친절과 자비의 수행

> 나의 종교는 매우 단순합니다. 나의 종교는 친절함입니다.
>
> 달라이 라마

마음

아힘사

아(A): 반대 | 힘사(Himsa): 해를 끼침

첫째 윤리 원칙인 아힘사(Ahimsa)는 폭력이나 다른 사람을 해치는 일을 삼가라고 한다. 아힘사는 친절함이라는 기본 행위다. 우리가 다른 사람들을 대할 때 아힘사를 어떻게 적용할 수 있는지를 이해하기는 쉽지만, 아힘사는 그보다 더 나아가서 자기 자신을 대하는 우리의 모든 생각과 행동에도 적용된다. 아힘사의 방향을 바꾸어 보면, 그것은 먼저 자기를 친절하게 대하는 삶을 사는 것이며, 그러면 이 첫 행위가 자연스럽게 세상에 스며든다는 것을 이해하게 된다.

가슴

두 번째 화살

불교인은 우리가 불행을 겪을 때 두 개의 화살이 날아온다고 말한다. 첫 번째 화살은 실제로 일어난 사건이고, 두 번째 화살은 그 사건에 관한 우리의 반응이다. 이것이 바로 괴로움이다.

모든 사람은 가슴을 찌르는 예리한 화살을 맞는다. 부상, 상실, 배신, 질병, 부당한 말이 예고 없이 날아 오면 우리는 분노할 수 있다. 우리는 이 '첫 번째 화살'을 피할 수 없으며, 그것을 삶이라고 한다. 첫 번째 화살에 어떻게 반응할지 선택함에 따라 더 큰 괴로움이 일어날 수 있다. 아마도 우리는 어떤 것이 이 러저러해야만 한다는 이야기를 지어내고, 자신을 가엾게 여기거나 비난하거나, 모든 '… 해야 한다'는 생각을 끝없이 되풀이할 것이다. 그리고 우리를 어둠으로 더 깊이 데려가는 부정적인 혼잣말을 환영하고 그런 말에 덩달아 춤춘다.

아힘사는 우리가 날마다 붙들고 씨름하는 것들을 너그럽게 대하도록 부드럽게 일깨워 준다. 가장 친절하고 관대하게 우리 자신을 보살피는 길은 우리의 느낌과 감정을 애정과 자비심으로 인정하고 받아들임으로써 두 번째 화살을 자각하는 것이다.

몸

〉 아힘사 수행 〈

성찰
편히 앉는다. 잠시 내면을 느낀다. 이 수련에 무엇을 가지고 왔는가? 몸의 느낌은 어떠한가? 그 느낌을 인정하고, 계속 진행한다. 좀처럼 떠나지 않는 감정이나 마음속 대화를 가지고 왔는가? 자신이 계속 되 풀이하고 있는 반복적인 생각을 알아차려라.

요가 수행자의 선택
자신이 있는 곳에서 지금 이 순간 육체적으로, 정신적으로, 감정적으로 가장 친절하게 느껴지는 대칭적 자세를 선택하여 수련을 시작한다. 받칠 도구가 필요하면 사용한다. 이미 내면에 있는 친절함을 드러내 보라. 이는 당신이 할 수 있는 가장 중요한 행동이다. 왜냐하면 그 행동이 밖으로 퍼지고 다른 사람들의 삶에 영향을 주기 때문이다. 이 친절한 에너지적 받아들임 안에 평화가 있다.

요가 수행자의 선택
어렵게 느껴지는 비대칭적 자세를 선택한다. 문제가 되는 그런 자세를 수련하면서 두 번째 화살이 오는지 지켜본다. '통증'은 피할 수 없지만, 마음의 괴로움은 자신에게 달려 있다.

반 개구리 자세
이 변형 자세에서 오른 다리를 뒤로 굽히고 왼 다리를 쭉 뻗는다. 왼 다리 위로 혹은 좀더 가운데로 몸을 숙인다. 오른 무릎이 불편하면 아힘사를 실천하여 오른 다리를 반 나비 자세로 굽힌다. 왼쪽으로도 같은 자세를 반복한다.

잠자리 자세
3가지 자세. 윗몸을 오른 다리 위로 굽히고, 가운데로 굽히고, 왼 다리 위로 굽힌다. 지지하는 데 필요한 만큼 많은 도구를 사용하여 받쳐도 된다.

부교 자세
바닥에 누워 엉치뼈(천골) 아래 블록을 놓는다. 이 자세에서 다리를 굽힌 것과 뻗은 것 중 어느 쪽이 더 편한가? 이 자세는 전굴을 교정하는 자세다.

통렌 명상 자세
이 티베트 불교 명상은 다른 사람들의 고통을 떠맡으라고 한다. ('명상에 집중하기' 참고)

아힘사

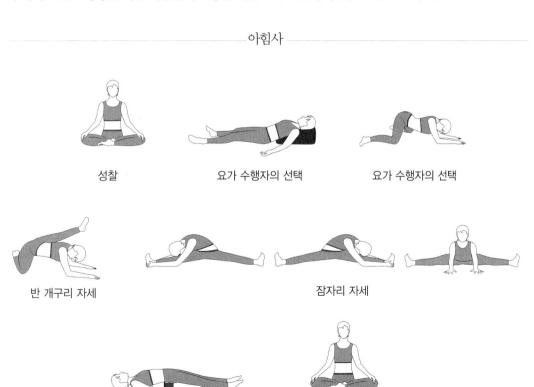

성찰

요가 수행자의 선택

요가 수행자의 선택

반 개구리 자세

잠자리 자세

부교 자세

통렌 자세

2. 진실한: 정직한 삶

해, 달, 진실, 이 세 가지는 오래 숨길 수 없다.

붓다

마음
사티야

사트(Sat): 있는 것

사티야(Satya)는 요가의 8가지 길 중 둘째 야마다. 그 의미는 말과 생각, 행위를 정직하게 혹은 진실하게 하는 것이다. 인요가 수련이 어느 날 우리의 느낌과 몸에 정말 정직하기를 요청하듯이, 둘째 야마도 우리의 행위가 가치관과 일치하도록 솔직하고 진실하기를 요청한다.

가슴
사티야 수행은 움직이는 목표물이다.
세상을 보는 우리의 렌즈가 빙빙 돌기에 우리가 믿는 것과 우리에게 옳은 것이 날마다 계속 변하고 비뚤어진다. 삶이 늘 한 방향인 것은 아니다. 그러므로 이 신조를 실천하려면 '이 순간에 무엇이 진실인가?'라는 질문을 계속 해야 한다.
삶에 주의를 돌리면 우리가 자신과 남들에 관해 소중히 여기는 어떤 진실이 그 순간 진실이 아닐 수도 있음을 이해할 수도 있다. 과거의 거짓이 현재의 진실 안에 슬쩍 들어왔을지도 모른다. 어떤 사람이 좋은 의도로 한 말을 당신이 믿었고, 이런 말로 인해 당신이 더는 실제나 사실이 아닌 생각에 얽매였을지도 모른다.

사티야는 용감하라고 권한다. 더는 타당하지 않은 믿음들을 내려놓을 수 있도록, 자신이 얽매여 있는 그런 믿음들을 부드럽게 풀고 자기의 믿음에 도전하라고 권한다.
사티야는 정직하라고 권한다. 삶에서 자신이 하는 행동에 정직하고, 자신이 관계 맺고 있는 사람들에게, 자신의 의도에 정직하라고 한다.
사티야는 판단하지 말라고 권한다. 그럴 때 우리는 자기의 모든 부분을, 자기의 한계들을, 자신이 그동안 무시하기로 선택했던 곳들을 환영하고 알아차릴 수 있다.
사티야는 거짓말을 멈추라고 권한다. 자기에게 거짓말을 멈추어 두려움 없이 살라고 한다.

몸

〉 사티야 수행 〈
이 수행은 직각으로 굽힌 다리에 집중한다.

사바아사나
자기 몸을 점검하고, 매트 위에서 자기의 상태에 정직하라. 몸… 마음… 감정에서 어떤 느낌인가? 몸을 스캔해 보라 … 편안하지 않은 부위가 있는가?
누워 있을 때 사티야, 즉 정직하려는 의도를 세운다. 그러면 부상을 주는 수련이 아니라 치유하는 수련이 될 수 있다. 자신의 한계, 장애물, 힘에 관해 정직하라. 지나친 수련과 너무 적은 긴장 사이에서 균형을 발견하라.

반 요람 자세
오른 다리를 가슴 부위까지 굽히고, 정강이나 넓적다리 뒤쪽을 양손으로 붙잡는다. 오른쪽 허리에 압력이 느껴질 때까지 잠시 그대로 머문다. 편안히 수련한다.

반 등자 자세
오른 발바닥이 하늘을 향할 때까지 오른 다리를 굽히고, 오른손이나 스트랩으로 오른발을 잡는다. 오른 어깨는 아래로 내린다.

바늘귀 자세
오른 발목을 왼쪽 넓적다리 위에 올리고, 오른 무릎을 오른쪽으로 내리며 연다. 왼발을 바닥에 두거나 왼 무릎을 들어 양손으로 무릎 뒤나 정강이를 붙잡는다.

고양이 꼬리 자세
왼발을 바닥에 내려놓는다. 엉덩이를 들어 오른쪽으로 조금 이동한다. 양 무릎을 왼쪽으로 내리고, 두 다리를 벌려 서로 직각이 되게 한다. 오른손을 아래로 뻗어 왼발을 잡는다. 오른쪽으로 조금 돌린다.
사바아사나부터 고양이 꼬리 자세까지 5가지 자세를 왼쪽으로도 반복한다.

깊은 비틀기 자세
편히 앉는다. 오른쪽 정강이를 매트 앞쪽에 직각으로 두고, 왼쪽 정강이는 매트 옆쪽에 평행하게 두어 두 다리가 직각이 되게 한다. 양손을 오른쪽 넓적다리 바깥쪽 바닥에 둔다. 그대로 머물거나 몸을 볼스터 위나 바닥에 둔다.

정방형 자세

똑바로 앉아서 왼 다리를 돌려, 왼쪽 정강이를 오른쪽 정강이 위에 얹는다. 필요하면 왼 무릎이나 오른 무릎을 받친다. 이 자세가 너무 강하면 사슴 자세에서 오른쪽 정강이 위로 몸을 굽힌다.

무드라/만트라 자세

검지를 제외하고 양 손가락을 깍지 끼워 칼리 무드라를 한다. 태워 버리고 싶은 자신의 이야기를 선택한다. 숨을 들이쉬고 '사트(Sat)'를 찬팅하며 양손을 머리 위로 든다. 숨을 내쉬며 양손을 나무 자르듯이 앞으로 강하게 내리면서 '남(Nam)'을 찬팅한다. 발음은 '사아아아아트 남'이다.

명상 자세

낮은 소리로 '사트 남(sat nam)'을 찬팅한다. 양손을 가슴 앞에서 칼리 무드라로 해도 된다.

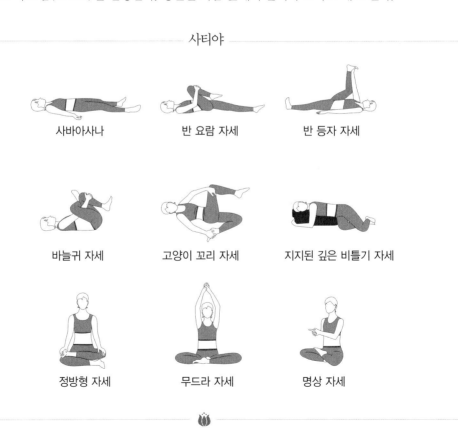

사티야

사바아사나

반 요람 자세

반 등자 자세

바늘귀 자세

고양이 꼬리 자세

지지된 깊은 비틀기 자세

정방형 자세

무드라 자세

명상 자세

3. 놓아줌: 자신이나 남에게서 빼앗지 않는다

> 우리는 지구를 조상들에게서 물려받은 것이 아니라
> 자녀들에게서 빌리고 있을 뿐이다.
> 아메리카 원주민 속담

마음
아스테야

아(A): 아니다/부정 | 스테야(Steya): 훔치다

아스테야(Asteya)의 문자적 의미는 훔치지 않음이다. 훔치는 것은 의미가 명백한 것 같지만, 피상적 의미에서 더 들어가면 셋째 야마의 더 미묘한 층과 의미를 이해할 수 있다. 즉

- 자신에게서 훔치기
- 남에게서 훔치기: 거저 준 것이 아닌데 남의 소유물, 시간, 생각, 혹은 공을 가로채기.
- 탐내서 소유하거나 축적하다.
- 재산, 생각, 돈을 단념하지 않는다.
- 음식, 시간, 공간을 필요 이상으로 많이 차지한다.
- 사재기
- 낭비하거나 남용하거나 지구가 적절히 공급할 수 있는 것보다 더 많이 가짐으로써 지구의 자원을 훔친다.
- 어떤 행위를 하거나 일부러 하지 않음으로써 다른 사람이 무엇을 성취하지 못하게 막는다.
- 자원, 시간, 일자리, 인간관계를 혼자 차지할 수 있다는 특권의식을 갖는다.
- 인간관계, 어머니 지구, 자신 등 삶의 강들을 보충하고 보살피고 다시 채워 넣지 못한다.
- 삶이 결핍되어 있거나 살기에 충분하지 않다고 느낀다.
- 관대함으로 행동하지 않는다.
- 매 순간 자기가 무엇을 줄 수 있는지 생각하기보다는 무엇을 얻을 수 있는지만 생각한다.
- 삶에서 다른 사람들과 미래 세대에게 필요한 것보다 자신에게 필요한 것을 앞세운다.

가슴
아스테야는 훔치지 않기 수행이다.

우리의 몸을 남들과 비교할 때, 현재 가지고 있는 몸에 감사하지 않을 때, 혹은 한계 너머까지 자기를 몰아붙일 때, 우리는 육체적 의미로 자기에게서 훔친다.

알맞게 호흡하지 않거나 몸을 보살피지 않거나 있는 그대로의 삶에 감사하지 않을 때, 우리는 에너지의 근원에게서 훔친다. 건강이 나쁘거나 슬플 때 혹은 중대한 변화가 일어나는 시기에 자신에 대한 자비심과 이해심이 없을 때, 우리는 자신에게서 훔친다.

타고난 지혜를 외면하고 남에게서 해답을 구할 때, 우리는 자신에게서 훔친다.

지금 이 순간 현존하지 않을 때, 우리는 자신에게서 훔친다.

인요가 수련은 훔치지 않고 돌려주는 수련이다.

인요가 수련은 우리에게 필요한 것보다 더 많이 가지거나 한계를 넘어 움직이지 말라고 한다. 단지 숨을 들이쉬지만 말고 완전히 내쉬라고 하고, 남에게 받을 뿐 아니라 주라고 한다. 인요가 수련은 자신을 보살피고 허용하는 연습이다. 이미 충분히 많이 가지고 있음을 알아차림으로 시작하고, 거기서부터 움직인다.

인요가는 지금 여기에 현존하는 수련이라는 점이 가장 중요하다. 능력껏 지금 여기에 스스로 있는 것이 자신에게 줄 수 있는 가장 큰 선물이다.

몸

〉 아스테야 수행 〈

완전히 엎드리기 자세
현재든 과거든 필요할 때 우리를 지지하고 보살펴 준 사람, 관대함과 사랑을 전해 준 사람에게 이 수행을 바친다. 아기 자세로 바꾸어 1분 동안 머문다.

녹는 심장 자세
양어깨와 가슴을 부드럽게 열 때 가슴의 관대함을 느낀다. 아기 자세로 전환하여 1분 동안 있는다.

테이블탑 비틀기 자세
녹는 심장 자세에서 오른팔을 가슴 부위 아래로 끼워 넣는다. 왼손을 등 뒤로 감을 수도 있다. 같은 동작을 왼쪽으로 반복한다.

아기 자세
이 자세를 땅이 우리에게 선물한 것을 되돌려주는 상징적 행위로 간주한다.

비튼 뿌리 자세
왼 무릎으로 오른 무릎 위를 감싼다. 두 무릎을 오른쪽으로 내린다.

고양이 꼬리 자세
양 무릎을 조금 벌리고 바닥 쪽의 다리를 왼손으로 붙잡아 고양이 꼬리 자세로 바꾸거나, 비튼 뿌리 자세로 '충분'하다면 그 자세로 머문다. 더 많이 하고, 더 많이 가지고, 더욱 이러저러해야 한다는 생각을 포기한다. 비튼 뿌리 자세에서 고양이 꼬리 자세로 바꾸는 동작을 반대편으로 반복한다. 이 자세들에 이어 반동을 느낀다.

안장 자세
행복은 우리가 이미 가지고 있는 것에 달려 있다. 자기의 밖을 보고 남들과 비교하면 부족하다는 생각이 일어날 수 있다. 살며시 눈을 감고 자기 쪽을 보라. 이 자세에 이어 반동을 느낀다.

애벌레 자세 혹은 달팽이 자세
사실, 우리에게 필요한 것은 많지 않다. 음식, 집, 온기, 안전, 친밀하고 사랑하는 관계, 삶의 목적을 이루기. 이런 필요들이 채워지고 나면, 그 밖에 다른 것이 얼마나 더 필요하겠는가? 달팽이집 속에 사는 달팽이처럼 우리는 필요한 것을 지니고 다닌다. 이 자세에 이어 반동을 느낀다.

푸쉬파푸타 무드라
한 줌의 꽃. 앉은 자세를 한다. 양손을 비벼 따뜻하게 한 뒤, 손바닥을 위로 향해 새끼손가락 날을 붙인 채 두 손을 벌린다. 마치 부드럽게 찻잔 모양을 한 손가락들 안에 꽃잎 몇 개가 있는 것처럼 여긴다. 자신의 주는 능력과 받는 능력을 상상한다.

사바아사나

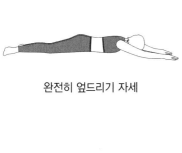

완전히 엎드리기 자세

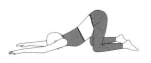

녹는 가슴 자세

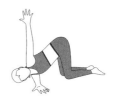

테이블탑 비틀기 자세

아기 자세

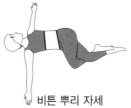

비튼 뿌리 자세

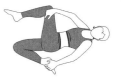

고양이 꼬리 자세

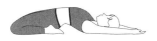

안장 자세

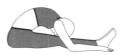

애벌레 자세

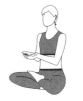

푸쉬파푸타 무드라

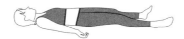

사바아사나

4. 적당한: 중도

마음
브라마차리야

브라마(Brahma): 신, 본질적 진리
차르(Char): 움직임, 연결됨, 연관됨

이 말의 문자적 의미는 신과 함께 걷기 혹은 신과 연결되기다.

역사적으로 브라마차리야(Brhmacharya)는 독신과 금욕을 의미했다. 옛날에 수행자들은 영적 스승과 함께 앉거나, 출가하여 동굴로 들어가서 신과의 친교를 수행했다. 이 두 가지 수행의 길은 자연히 독신으로 살면서 생명 에너지를 보존하게 한다. 하지만 이는 넷째 야마에 대한 한 가지 해석일 뿐이다.

우리는 오늘날 가장으로 살면서 넷째 야마를 절제 혹은 중도의 수행으로 해석할 수 있다. 에너지와 감각을 쓸데없이 외부에 소모하지 않고 내면으로 향하여 개인적 자아보다 더 크고 중요한 무엇과 연결되는 것이다. 넷째 야마의 목표는 우리의 에너지를 보존하고 내적 생명력을 유지하는 것이다.

가슴
브라마차리야 수행은 절제하고 에너지를 집중하라고 요청한다. 그럴 때 우리는 자기의 에너지를 신과 합일하여 영적인 길에 더 전념할 수 있다.

조용히 앉아 호흡으로 필수 생명력을 모으는 것, 집중하고 명상하는 것은 목표에 집중하는 수단이다. 앉아 있으면 자기와 더 깊이 연결되고, 삶의 어느 부분이 에너지를 고갈시키거나 강화하는지 더 잘 알아차리게 된다. 그렇게 연결되어 있다 보면, 에너지가 어떻게 바뀌는지를 알아차리며, 이렇게 자기 자신과 더 친밀하게 관계하면 신과 더 친밀한 관계임을 상기하게 된다.

반면에, 지나치게 바쁘게 살고, 남들과 자신을 통제하려 하고, 끊임없이 성과를 내야 한다고 생각해서 에너지를 외부로만 사용하면, 에너지가 고갈되고 생명력이 새 나간다.

반면에, 바쁘게 살고, 남들과 자신을 통제하려 하고, 끊임없이 성과를 내야 한다고 생각해서 에너지를 외부로만 사용하면, 에너지를 다 쏟아내고 생명력이 새 나간다.

몸

〉 브라마차리야 수행 〈

이번 주에는 매트 밖에서 수행할 때 내적 자원을 어떻게 사용하는지 살펴본다. 생각과 행동, 관계에서 에너지를 보존하는지 고갈시키는지 본다.

다음 수련을 음악 없이 최소한의 지도만 받으면서 하고, 되도록 수업을 여유 있는 공간에서 조용하게 진행한다. 학생들에게 '골디락스' 이야기에 나오는 방법을 상기시킨다. 인요가에서 기본 개념은 지나치게 많지도 않고 지나치게 적지도 않은 상태라는 것을 기억하라. 어떤 것을 느끼고 싶더라도 지나치게 느끼려 하지는 않는다. 110%까지 밀어붙이는 경향이 있는 사람은 조금 덜 하려 하라. 감각을 피하는 경향인 사람은 조금 더 노력하라. 중간 자리를 추구하라. 눈가리개와 볼스터가 몸과 감각을 절제하는 데 도움이 된다.

만트라

'옹 나모 구루 데브 나모(Ong Namo Guru Dev Namo).' 이 말을 세 번 찬팅한다.

옹 나모(Ong Namo): 내면의 미묘한 신에게 절합니다 | 구루 데브(Guru Dev): 내면의 스승에게 절합니다.

이 만트라는 '신의 전화번호'라고 불렸다. 이것은 우리의 스승과 우리 이전에 있었던 모든 스승의 무한한 창조 에너지에 호소한다. 이 만트라는 우리가 타고난 직관과 모든 창조의 지혜에 연결되게 하며, 그러면 우리는 도관이 되어 그 에너지가 우리를 통해 흐르게 한다.

한쪽 코호흡

호흡법은 우리를 에너지 근원에 빠르게 연결하여 새로운 활력을 준다. 숨을 들이쉬고 내쉴 때마다 호흡을 조정한다. 한 차례 호흡한 뒤 마하 반다 무드라로 마친다.

마하 반다 무드라

큰 자물쇠. 이 수행으로 에너지를 봉한다.

성찰

오늘 어떻게 섬기고 싶은가? 에너지를 어디에 두고 싶은가? 삶에서 어디를 더 깊게 파고들고 싶은가? 그리고 양육받고 충만하고 강화된다고 여기며 삶을 헤쳐 나가려면 어디서 에너지를 조절할 필요가 있는가?

누운 나비 자세

안대로 눈을 가려 마음을 고요히 한다. 이 자세를 기회로 삼아, 자신의 귀중한 생명력을 해치는 활동에 관여하는 삶의 방식을 살펴본다.

비틀고 비튼 뿌리 자세

마치 의자에 앉아 있듯이 오른 무릎을 왼 무릎 위로 교차한다. 그대로 두 다리를 오른쪽 바닥에 내린다. 필요하면 아래쪽 무릎 밑에 블록을 받친다. 2분 동안 그대로 머문다. 중도(中道)를 찾기 위해 이 자세를 어떻게 바꿀 수 있는가?

비튼 뿌리 자세

양 무릎을 들어 왼쪽으로 내린다. 비틀고 비튼 뿌리 자세와 비튼 뿌리 자세를 반대쪽으로 반복한다.

반 나비 자세

오른 무릎을 구부려, 오른발이 왼 다리 안쪽에 닿게 한다. 자기 몸에 딱 맞게 느껴지는 자세를 한다. 윗몸을 좌우로 움직여 만족스러운 자리를 찾는다. 양쪽으로 그렇게 한다.

애벌레 자세에서 달팽이 자세로

볼스터나 도구를 가지고 애벌레 자세로 시작한다. 자세를 느슨하게 이완한다. 그대로 몇 분 유지한 뒤, 이 자세를 유지할지 달팽이 자세로 옮길지 선택한다. 적당한 감각을 주는 자세를 선택한다. 높은 감각 수준을 원하는 사람은 볼스터를 가지고 하는 애벌레 자세로 머무는 것을 고려한다.

사바아사나

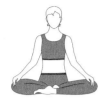

만트라

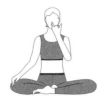

한쪽 코호흡

마하 반다 무드라

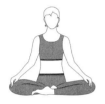

성찰

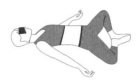

안대를 하고 누운
나비 자세

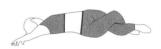

비틀고 비튼 뿌리 자세

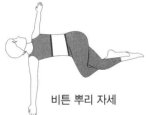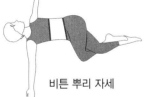

비튼 뿌리 자세

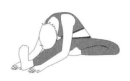

반 나비 자세

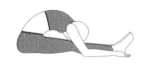

애벌레 자세

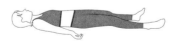

사바아사나

5. 덜 소유하기: 놓아 버리는 기술

> 나무에서 떨어지는 나뭇잎처럼 그녀는 그냥 놓아 버렸다.
> 노력하지 않았다. 투쟁하지 않았다.
>
> 사파이어 로즈

마음

아파리그라하

그라(Gra): 붙잡다 | 파리(Pari): 모든 면에서, 가까운 무엇이든 | 아(A): 부정하다

마지막 야마인 아파리그라하(Aparigraha)는 소유물, 생각, 관계, 직업, 존재 방식을 붙잡지 않음, 소유하지 않음, 집착하지 않음을 의미한다. 그것은 놓아 버림이다.

가슴

왜 우리는 현재의 방식을 그토록 붙잡고 싶어 하는 것일까? 왜 변화를 피하고, 사람이나 생각, 믿음을 놓아 버리지 못하는 것일까? 왜 똑같은 관계, 직업, 습관, 존재 방식에 갇혀 있는 것처럼 보이는 것일까?

다섯째 야마인 아파리그라하는 삶의 기쁨은 움켜쥐거나 붙잡는 데에 있지 않으며, 우리가 소유하는 것이 우리를 소유한다는 것을 기억하라고 권한다. 우리가 붙잡는 것이 우리를 붙잡는다.

상당한 변화가 일어날 때 혹은 갑자기 삶이 바뀔 때, 우리의 본능은 더 꽉 붙잡으려 한다. 우리가 이미 아는 것이 마치 우리를 숨겨 주고 보호해 줄 것이라는 듯이 그것에 매달리려 한다.

입구가 좁은 단지 안에 땅콩을 넣어 두어 원숭이를 잡는다는 이야기가 있다. 원숭이는 단지 안에 손을 넣어 땅콩을 움켜쥔다. 손에서 땅콩을 놓고 단지에서 손을 꺼내면 도망갈 수 있지만, 원숭이는 손에 쥔 땅콩을 놓지 않아서 붙잡힌다.

그렇다면 당신의 땅콩은 무엇인가? 당신이 내려놓지 못하는 것은 무엇인가? 그것은 자기에 관한 생각, 다른 사람에 관한 생각, 직업, 몸에 대한 집착과 몸이 어떻게 보이는지에 관한 집착일 수 있다. 모든 것이 우리의 땅콩이 될 수 있다.

매트 밖에서의 집착은 우리가 어떤 것을 놓아 버리기를 거부하기에 그것이 달라붙어 있다는 느낌이다. 유리잔이 받침 접시에 붙는 것처럼, 그런 진공이 우리가 사는 방식에 더 압력을 일으킨다. 반면에, 붙잡고 있는 것을 놓아주면 우리는 더 자유로워진다.

삶에서 우리가 집착하는 것이 우리를 가두어 놓고 있음을 알아차릴 때, 우리가 해야 하는 수행은 자신을 풀어 주는 것이다. 무언가를 놓아 버릴 때마다 어떤 좋은 것이 그 공간을 채우려 기다리고 있음을 알고 신뢰하라.

사파이어 로즈는 시인이자 교사, 연설가이며 영성 생활 코치다. 나는 인요가와 관련하여 그녀의 시 '그녀는 놓아 버렸다'를 좋아한다. 시인의 허락을 받아 그 시를 여기 싣는다.

> 그녀는 놓아 버렸다.
> 한 생각도 한마디 말도 없이, 그녀는 놓아 버렸다. 그녀는 두려움을 놓아 버렸다.
> 그녀는 판단을 놓아 버렸다.
> 그녀는 머리 주위에 떼지어 떠오르는 견해들을 놓아 버렸다.
> 그녀는 내면의 망설임 위원회를 놓아 버렸다.
> 그녀는 모든 옳은 이유를 놓아 버렸다.
> 완전하고 완벽히, 주저도 염려도 없이, 그녀는 그냥 놓아 버렸다.
> 누구에게 조언을 구하지도 않았다. 놓아 버리는 법을 책에서 읽지도 않았다.
> 성경에서 찾아보지도 않았다.
> 그녀는 그냥 놓아 버렸다.
> 그녀는 자신을 방해하는 모든 기억을 놓아 버렸다.
> 그녀는 앞으로 나아가지 못하게 하는 모든 걱정을 놓아 버렸다.
> 그녀는 모든 계획과 옳게 하는 법에 관한 모든 계산을 놓아 버렸다.
> 그녀는 놓아 버리겠다고 약속하지 않았다.
> 그녀는 놓아 버림에 관해 일기를 쓰지 않았다. 계획표에 계획된 날을 쓰지 않았다.
> 그녀는 공적으로 알리거나 신문에 광고를 싣지 않았다.
> 그녀는 일기예보를 점검하지 않았고, 일일 별점을 보지도 않았다. 그냥 놓아 버렸다.
> 그녀는 놓아 버려야 하는지를 분석하지 않았다.
> 친구에게 전화해서 그 문제로 의논하지 않았다. 5단계 처리법을 하지 않았다.
> 그녀는 기도 서비스에 전화하지 않았다. 한마디도 하지 않았다.

그녀는 그냥 놓아 버렸다.

그 일이 일어났을 때 주위에는 아무도 없었다. 박수갈채도 축하의 말도 없었다.

아무도 그녀에게 감사하거나 칭찬하지 않았다.

아무도 눈치채지 못했다.

나무에서 잎이 떨어지듯이 그녀는 그냥 놓아 버렸다. 노력하지 않았다. 투쟁하지 않았다.

좋지도 않았고 나쁘지도 않았다.

그것은 있는 그대로였고 그냥 그것이었다.

그리고 놓아 버림의 공간에서 그녀는 모든 것을 있는 그대로 놓아두었다.

그녀의 얼굴에 작은 미소가 떠올랐다.

가벼운 산들바람이 그녀를 스쳐 갔다.

그리고 해와 달이 늘 빛났다.

몸

〉 아파리그라하 수행 〈

신체적 의미의 유착이란 두 관절이, 특히 부드러운 두 관절이 달라붙어 있는 것이다. 자세를 수련할 때 몸에서 '딱' 하는 소리가 들릴지도 모른다. 그것은 '봉인'이 깨지는 것이며, 그렇게 되고 나면 관절의 가동 범위가 커지고, 전에 들러붙었던 부위에 이제 기가 넘칠 수 있다.

파완묵타아사나
손목과 팔목을 돌린다. 이 관절 운동은 관절을 열어 주고 막힌 에너지를 풀어 준다.

고양이-소 자세
양손과 양 무릎으로 테이블탑 자세를 하고, 좌우로 아치를 만들듯이 척추를 옆으로 움직인다. 왼쪽 엉덩이를 바라본 다음 오른쪽 엉덩이를 바라본다. 고양이-소 움직임으로 등을 아치 모양으로 구부리는 것으로 시작하고, 그다음에는 궁둥뼈와 가슴 부위를 들어 올린다. 이 고양이-소 움직임을, 시계 방향으로, 그다음 반시계 방향으로 한 번씩 번갈아 가슴 부위를 연속으로 돌리는 배럴 롤(barrel roll) 동작으로 합친다. 이렇게 움직일 때 마치 척추가 자유로워지는 것처럼 느낀다.

고양이-소 자세
무릎을 코 가까이 당기는 변형 자세.

명상

오늘 마음속에서 계속 되풀이되는 말을 알아차린다. 이렇게 반복되는 생각은 우리를 바쁘지만 움직이지 못하게 만든다.

매달리기 자세

이 자세는 마치 마음의 내용물을 비우고 우리를 얽매는 티끌을 털어버리듯이 글자 그대로 마음을 뒤엎을 것이다.

말라아사나

자세를 바꿀 때 이 자세를 사용하며, 1분 동안 유지한다.

나비 자세

양발을 붙잡고 윗몸을 오른쪽으로, 앞쪽으로, 왼쪽으로 반시계 방향으로 움직인다. 시계 방향으로 반복한다. 척추와 어깨뼈의 유착이 있는지 소리를 듣는다. 부드럽게 움직인다. 마지막으로 나비 자세를 몇 분 동안 유지한다.

녹는 심장 자세

필요한 만큼 양팔을 벌려, 자신이 윗몸에 붙어 있지 않은 것처럼 느껴지게 한다.

옆으로 아기 자세

다시 아기 자세로 누르고, 양팔을 다리의 오른쪽으로 움직인다. 오른손보다 왼손을 조금 더 멀리 뻗는다. 오른팔을 구부려 이마를 팔뚝 위에 둔다. 갈비뼈 사이의 근육을 열면서 갈비뼈 옆으로 숨을 불어넣는다.

백조 자세 변형

항상 똑같이 수련하는가? 특정한 자세에 집착하고 다른 자세는 피하는가? 집착에서 벗어나기 위해 백조 자세 변형을 해 본다. 변형 자세에는 신발끈 자세, 반 신발끈 자세, 똑바른 백조 자세, 자는 백조 자세, 장작 자세가 있다.

누워 비틀기 자세

관절에서 '딱' 소리가 나거나 척추가 풀어지는 것을 알아차린다.

사바아사나

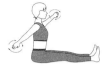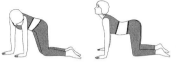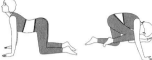

파완묵타아사나   고양이-소 자세

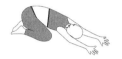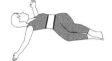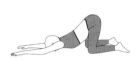

명상   매달리기 자세   말라아사나   나비 자세   녹는 심장 자세

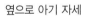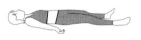

옆으로 아기 자세   백조 자세 변형   누워 비틀기 자세   사바아사나

가지 2: 니야마

1. 순수한: 몸과 마음과 영을 보살피기

순수한 생각으로 생각하고 행동하는 사람에게는
사라지지 않는 그림자처럼 행복이 따른다.
불교의 가르침

마음
샤우차

샤우차(saucha)라는 말은 푸루스(purus) 즉 '순수'라는 어근에서 유래하고, 몸과 마음의 정결함이라고 정의되는 경우가 많다.

고대 요가 수행자들은 신전과 같은 몸을 순수하고 오염되지 않게 유지함으로써 계속 명료하게 수행하고 섬기고자 했다. 그들은 높은 진동 상태에 도달하려면 몸을 보살피는 것이 필수적이라고 여겼다. 몸이 정결할 때 우리는 더 영민해지고 마음과 행위가 더 순수해진다.

가슴

정결함의 반대는 오염이다. 오염은 공기와 음식을 통해서만이 아니라, 삶에서 만나는 사람들과의 관계를 포함한 모든 감각을 통해 우리 존재에 스며들 수 있다. 요가 수행자들은 우리가 단지 영혼을 가진 몸이 아니라 영혼의 체현이라고 말한다. 그러므로 우리의 임무는 인생의 목적을 실행할 수 있도록 신전인 몸을 정결하게 유지하는 것이다.

우리가 먹는 음식과 환경 상태, 내면의 생각과 외면의 행동에는 우리의 오점을 씻거나 마음과 가슴과 몸을 흐리게 할 힘이 있다.

샤우차는 풍부하게 하는 자극을 받고, 가벼운 느낌을 주는 음식을 먹으라고 권한다. 우리가 의지하는 대상과 더이상 필요 없는 무거운 짐을 자세히 살펴봄으로써 행위를 정돈하고, 신중히 선택한 말로 입을 깨끗이 하라고 가르쳐 준다.

자신에게 진실로 정직하고, 삶의 부스러기를 걸러 내고, 자신에게 유익한 사람인지 해로운 사람인지를 잘 살펴보며, 그리고 더 중요하게는, 용서하고 분노나 배신당한 기억을 내려놓고 앞으로 나아가는 것은 마음과 영혼을 보살피는 행위다.

우리의 혼란스러운 존재를 명료하게 하고 정결한 삶을 살 때, 삶이 더 솔직하고 덜 산만하며 더 진실해진다.

몸

〉 샤우차 수행 〈

일부 오래된 요가 수행은 오늘날에도 여전히 의의가 있다. 아유르베다 전통에 있는 혀 긁기, 오일 풀링(oil pulling), 코 세척에 사용하는 네티 팟은 효과적인 크리야(kriya)다. 호흡법, 비틀기, 거꾸로 하는 자세도 몸을 정화한다.

촛불 응시
촛불을 켜고 눈을 가만히 크게 뜨고 불꽃을 응시한다. 응시하면서 눈과 세상을 보는 법을 가리고 있는 먼지를 태운다고 상상한다. 이렇게 눈을 정화할 때 세상을 보는 방식이 정화된다.

카팔라바티
카팔라바티(Kapalabhati) 호흡법은 내부의 불을 일으켜 몸과 마음의 불순물을 배출한다. 수련 후의 경험을 알아차려라. 이것은 머리뼈가 빛나는 호흡으로도 알려져 있으며, 영혼의 가벼움과 생각의 명료함을 느낄 수도 있다.

비틀기 자세 시리즈
수월한 것부터 더 힘든 것까지 비틀기 자세 시리즈로 전신을 비튼다. 먼저 오른쪽 측면에 비틀기 자세 시리즈를 한 뒤, 반동(Rebound)을 거쳐 왼쪽 측면에 반복한다.

누운 와이퍼 자세
양 다리를 오른쪽으로 내리며 배를 부드럽게 왼쪽으로 돌린다.

누워 비틀기 자세
이 두 다리 변형 자세에서는 한쪽 무릎을 다른 무릎 위에 얹는다.

누워 비틀기 자세 변형
위쪽 다리를 똑바로 뻗어 바닥이나 블록 위에 둔다. 스트랩을 이용해도 좋다.

고양이 꼬리 자세
오른쪽으로 몸을 굴리고 팔 위에 머리를 지지한다. 왼 무릎을 구부려 앞쪽 바닥에 내린다. 왼손을 뒤로 뻗어 오른 발목을 잡거나 바닥에 둔다. 이제 뒤쪽 바닥에 기댄다.

매달리기 자세
글자 그대로 마음을 뒤엎어 먼지와 찌꺼기가 모두 떨어지게 한다.

사바아사나

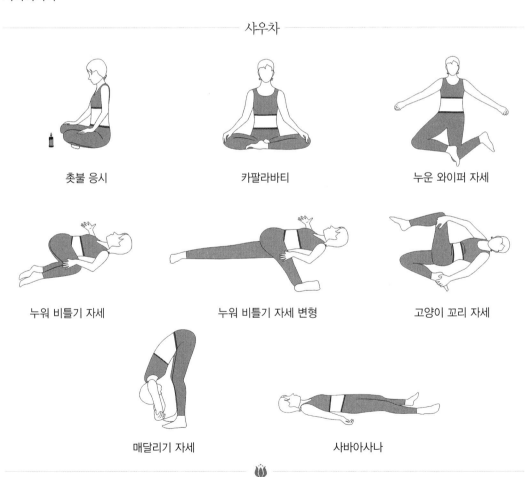

샤우차

촛불 응시

카팔라바티

누운 와이퍼 자세

누워 비틀기 자세

누워 비틀기 자세 변형

고양이 꼬리 자세

매달리기 자세

사바아사나

2. 만족한: 내면에서 만족하기

욕망이 모두 정제되면 더 사랑하는 것과 행복한 것,
두 가지를 지지하게 될 것이다.

하피즈

마음
삼토샤/산토샤

삼(Sam): 완전한 ┃ 토샤(Tosha): 만족, 받아들임

산토샤(Santosha)는 삶이 주는 것에 근본적으로 만족하는 상태다.

가슴
'…이기만 하면 더 행복할 텐데'라는 생각을 얼마나 자주 하는가?
인요가를 하면 더 유연해질 거야.
명상을 하면 더 편안하고 더 만족스러울 거야.
내가 더 만족하면 사람들이 나를 사랑할 거야.

인요가에 오는 사람들은 행위를 정화하기를 기대하고, '만약 …이기만 하면'의 원리에 집착함으로써 행복이나 만족을 찾을 수 있다고 기대할지도 모른다.

우리는 삶에 부과하는 조건들을 실현하려고 애쓰며 많은 에너지를 낭비할 수 있다. 원치 않는 것을 밀어냄으로써 원하는 것을 끌어당기려 한다. 그다음에는 원하는 것을 얻었을 때 그것을 다시 잃을지도 모르고, 뒤쫓는 것을 결코 얻지 못할지도 모른다. 여러 조건은 움직이는 목표물이 된다. 처음에는 성취한 것에 만족할 수 있고, 그다음에는 그토록 간절히 얻으려 했던 것이 빛을 잃어 무관심이 우리를 덮칠지도 모른다.

하지만 요가는 여러 조건을 충족해서 행복해지는 것이 아니다. 그보다는, 뻣뻣한 몸, 아픈 심장, 과체중과 집에 가득한 우울한 분위기, 이별, 질병, 지루함, 조급함 … 특히 혼란, 의심, 두려움 등 우리의 단점을 다정함과 사랑으로 만나는 수행이다.

산토샤는 우리에게 주어지는 대로 삶의 파도를 타고 삶의 조건에 상관없이 만족을 발산하는 내면의 최적 지점을 찾으려고 하는 내면의 작업이다.

삶은 선물이다. 우리는 삶에서 오고 가는 것들을 모두 좋아하지 않을지 모르지만, 그것들이 우리의 삶을 이룬다.

몸

〉 산토샤 수행 〈

등 윗부분, 등 중간, 등 아랫부분을 뒤로 신장하는 자세를 탐구한다.
비틀기 자세와 전굴 자세 등의 사이에 중화하는 자세를 이용한다.

만트라
'옴 샨티, 샨티, 샨티(Om Shanti, Shanti, Shanti)' 만트라로 시작해서 수련하는 순간순간 평온과 만족을 찾는다.

부교 자세 시리즈
등 아래가 아니라 엉치뼈(천골) 아래에 블록을 둔다. 다음 변형 자세 중 하나 혹은 전부를 한다.
- 발뒤꿈치를 바닥에 댄 채 양 다리를 앞으로 뻗는다.
- 나비 자세로 양 발바닥을 마주 댄다.
- 왼발 뒤꿈치, 그다음에는 오른발 뒤꿈치를 바닥 위에서 반대편 궁둥뼈 가까이 두면 양 다리의 안쪽이 신장된다.
- 반 안장 자세 변형으로 한쪽 다리를 뒤에 두고, 반대편 다리는 구부리거나 똑바로 한다.

나비 물고기 자세
이 자세는 등뼈(흉추)에 더 효과가 있다. 등뼈(흉추) 아래에 블록을 하나 놓는다. 양 발바닥을 붙인다. 블록이 가슴을 지지하는 동안 양팔을 날개처럼 내려놓는다.

1/4 개 자세
등뼈(흉추)를 열 수 있는지 더 탐구한다. 양팔을 번갈아 한다.

물개 자세/스핑크스 자세

등 아랫부분이 더 치유되는 것으로 느껴지는 자세를 선택한다. 양 팔꿈치를 가슴 부위에 가깝게 하거나 멀게 하면서 허리뼈(요추)의 감각을 조절한다.

백조 자세/똑바른 백조 자세

백조 자세에서 똑바른 백조 자세로 천천히 이동하여, 결국 둘 중 하나의 자세로 자리 잡는다.

누워 비틀기 자세

부드러운 비틀기로 후굴 자세를 중화한다.

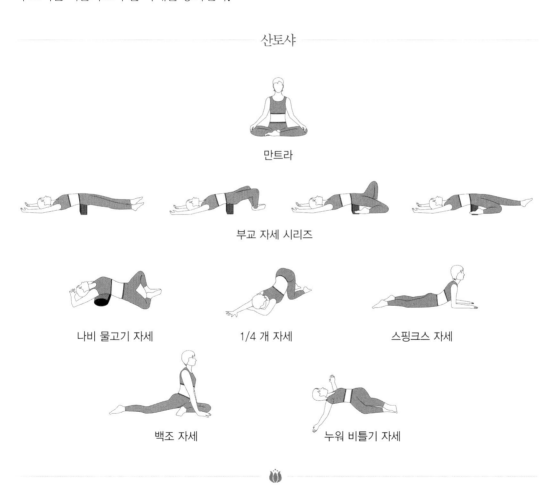

산토샤

만트라

부교 자세 시리즈

나비 물고기 자세   1/4 개 자세   스핑크스 자세

백조 자세   누워 비틀기 자세

3. 불: 헌신을 통해 숙달하기

수련은 꾸준히, 끊임없이, 일정 기간 해야 한다.
파탄잘리 1.14

마음
타파스

타프(Tap): 열, 불길 혹은 불, 정화

이것은 삶의 본질적인 것에 에너지를 기울여 앞으로 나아가고자 하는, 천천히 타오르는 욕망 혹은 불타는 듯한 결의다. 변화는 종종 습관, 원하는 것, 욕망이라는 모래에 대고 문지르는 것처럼 마찰을 일으킨다. 그 결과 발생하는 열은 우리의 안주하는 만족감을 뒤흔들고 밤새워서라도 치유하겠다고 결심하게 한다.

타파스(Tapas)를 함으로써 우리는 임시방편으로 삶을 수리하는 것을 거절하고, 장기적 목표를 긍정하는 법을 배운다. 삶을 회피하거나 더이상 효과가 없는 것을 미봉책으로 때우는 대신, 욕망의 불길을 이용하고 우리의 진동을 올리는 수행을 한다. 타파스는 개인적 발전에 방해가 되는 행동, 생각, 행위 주위에 경계를 설정하도록 도와준다.
일단 불이 붙으면 밝게 타오른다.

가슴
변화하고 성장하고 발전하려면 수행해야 한다. 우리는 매일 매트 위에서 또는 삶 속에서 우리 자신과 추는 기분 좋은 춤에 참여하겠다는 의지를 표현한다. 이런 니야마를 기르면 우리가 오늘 하는 행동 덕분에 우리 자신이 더 높아진다는 것, 그리고 거기에 도달하기 위해 밟아야 하는 단계들에는 훈련, 용기, 의지가 필요하다는 것을 이해한다.

수행에는 여러 형태가 있다. 새벽 산책일 수도 있고 안정된 호흡 소리일 수도 있다.
우리가 요리해서 대접하는 음식 혹은 몸의 자세일 수도 있다.
어쩌면 다른 사람에게 말하는 방식, 혹은 대답하기 전에 잠깐 멈추는 것일 수도 있다. 어떤 것을 꽉 붙잡는 대신 내려놓겠다는 결심일 수도 있다. 우리가 온화하게 자신을 그런 것들에 묶어 둔다면 그것들은 모두 타당한 수행이다.

자신과 자기의 삶을 존중하면, 자기에게 도움이 되는 훌륭한 선택을 하고, 헌신과 전념하려는 마음을 일으키는 사람들 속에 있을 것이다. 이렇게 자기를 돌보는 행위를 하면 타파스가 밝아지고 자신에게 합당한 길을 가게 된다.

몸

〉 타파스 수행 〈

타파스 수행을 하면 힘들기에 열이 난다. 용 자세에서 나오는 불과 온기는 학생들을 고무하여, 그만두고 싶은 본능이 일어날 때도 그 자세에 머물게 하고, 학생들이 정신적으로, 육체적으로, 감정적으로 배출하는 것을 검사하게 한다.

학생들이 어떤 식으로든 그 자세에서 동요하면 항상 그 자세를 중단하게 한다.

빌로마 프라나야마

나비 자세 (그림 1)
잠시 의도를 정하고, 미래의 목표나 열망을 바라보거나 어떤 습관, 생각, 행위가 비전의 성취를 방해하는지 바라본다.

악어 자세 (그림 2, 3)
널빤지 자세에서 낮은 팔굽혀펴기 자세를 하고 다시 널빤지 자세로 돌아오기를 두세 번 한다. 힘과 확신을 기른다.

유아 자세 (그림 4)
살라바아사나(Salabhasana)처럼 이 양 자세는 척추의 근육과 혈류를 자극하므로 복강 안에 열을 낸다. 세 번 호흡하는 동안 이 자세를 유지한다.

아기 자세 (그림 5)
이 단순한 자세에서 열을 식힌다. 등 아랫부분이 부드러워지는 것을 즐겨라.

용 자세 시리즈 (그림 6-11)

각 자세를 1분간 유지한다. 각 자세 사이에 짧은 다운독(아래를 바라보는 개 자세)을 한다.

- 한도를 넘은 용 자세
- 높이 나는 용 자세
- 낮게 나는 용 자세
- 비튼 용 자세
- 묶은 용 자세
- 용 가르기 자세

왼쪽으로 시퀀스를 하기 전에 반동을 느낀다

개구리 자세 (그림 12)

5분 동안 머물러서 열을 발생시킨다.

요가 수행자의 선택 (그림 13)

열이 나는 유형이거나 내면의 열을 가라앉힐 필요가 있다면, 진정시키고 편안하게 해 주는 자세를 선택한다. 삶에 열을 더 많이 일으킬 필요가 있다면, 육체적으로든 정신적으로든 강렬하게 느껴지는 자세를 선택한다. 대칭 자세로 6분간 머무르거나 비대칭 자세로 3분간 머문다.

사바아사나 (그림 14)

타파스

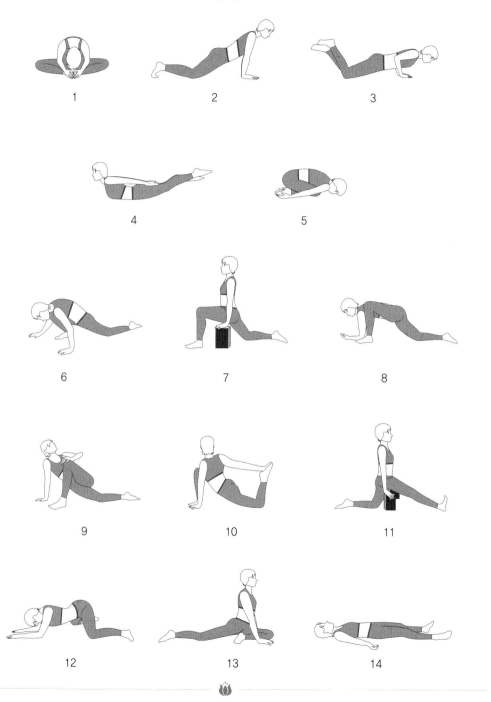

1

2

3

4

5

6

7

8

9

10

11

12

13

14

4. 성찰: 거울 안으로

> 인간이라는 존재는 여인숙이며, 매일 아침 새 손님이 도착한다.
>
> 루미

마음

스와디아야

스와(Sva): 자기 | 디아야(Dhyaya): 성찰, 탐구

스와디아야(Svadhyaya)의 문자적 의미는 자기 읽기 혹은 자기 탐구다.

넷째 니야마는 자기를 더 잘 알게 되는 수행이다. 마음 상태, 습관, 장점과 약점을 비롯한 자기의 존재 방식을 조사하고, 그동안 알아차리지 못한 자기의 맹점들을 살펴봄으로써, 궁극적으로 우리가 작은 '자아'보다 훨씬 크다는 것을 이해할 수 있을 것이다.

영감을 주는 현대의 책이나 고대 문헌을 읽으면 더 높은 지혜의 근원에 다가갈 수 있으며, 우리의 참된 자기를 더 깊이 이해하는 데 도움이 된다.

가슴

자기 성찰과 자기 탐구를 통해 자기를 더 잘 알게 된다.

전굴은 내면을 들여다보는 것을 나타내는 육체적 비유다. 머리를 깊이 숙이면서 '오늘 나는 어떤가?'라고 스스로 질문할 수 있다.

매일 수련할 때마다 새로운 대답이 일어난다.

이 질문으로 자신을 부드럽게 촉구하여 자신의 진정한 상태를 통찰할 수 있다. 불안하거나 편안할 수도 있고, 지루하거나 흥분될 수도 있고, 화나거나 두려울 수도 있으며, 견딜 수 없거나 평안할 수도 있다. 이런 생각과 상태들은 모두 스와디아야를 수련할 기회이고, 느낌과 감정의 이면을 볼 기회다.

자기 기분을 드러내고 가슴과 마음이 이완하도록 고무할 때, 우리는 그것들보다 더 크다는 이해가 더

명확해진다.

어둠 속을 들여다볼 때 우리 존재의 별이 밝아진다.

몸

〉 스와디야야 수행 〈

요가를 수련하는 방식이 곧 삶을 사는 방식이다.
마치 요가 매트가 자신의 성장을 위한 실험실(배양 접시)인 것처럼, 여기서 하는 전굴 자세 시리즈를 따라 움직일 때 참된 자기에 관해 깨닫고 배우는 것을 지켜본다.

수련을 시작하기 전에 이런 질문으로 부드럽게 상기시킨다: 나는 왜 여기 있는가? 나 자신에 관해 무엇을 얻거나 배우고 싶은가?

척추 구부리기(안으로 굽히기) 수련에 집중한다. 자세들 사이에 비틀기 자세, 후굴 자세, 반동 같은 중화하는 자세를 한다.

아기 자세
몸이 가만히 있으면 내면에 깊이 묻혀 있는 것을 보는 데 도움이 된다.

반 신발끈 자세
마음의 눈을 아래와 안으로 돌린다.

매달리기 자세
양 다리가 바위이고, 척추가 그 바위에서 떨어지는 물이라고 상상한다. 당신 위로 물이 떨어지지만, 당신을 적시지는 않는다. 마치 바위틈 속에 앉아 있는 것처럼 자기의 생각을 관찰한다.

잠자리 자세
엉덩이 근육과 넓적다리 맨 윗부분을 이완한다.

마음이 가슴에게 절하듯이 머리를 숙인다.

반 나비 자세
뻗은 다리 위로 몸을 굽힌다.

앉아 비틀기 자세
반 나비 자세에서 앉아 비틀기 자세로 이동한다. 그다음 반대편으로 똑같이 반복한다.

반동
누워서 눈을 감는다. 마음의 눈이라는 영사기 위에서 무엇이 느껴지거나 보이는가? 마치 위에서 자기 몸을 내려다보듯이 자신을 계속 관찰하라.

요람 자세
양 무릎을 가슴 부위로 부드럽게 껴안는다. 그대
로 머물거나 마지막 자세로 이동한다.

달팽이 자세
달팽이가 껍데기로 들어가듯이, 몸은 당신이 그

안으로 물러가는 곳이다.

사바아사나
루미의 '여인숙'이라는 시를 들려준다.

스와디야야

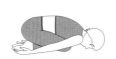

아기 자세

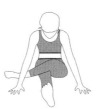

반 신발끈 자세

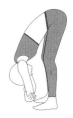

매달리기 자세

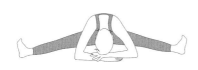

잠자리 자세

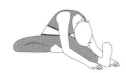

반 나비 자세

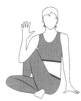

앉아 비틀기 자세

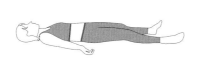

반동

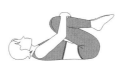

요람 자세

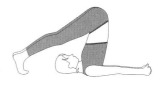

달팽이 자세

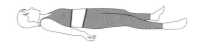

사바아사나

5. 내맡김: 신에게 내맡기기

외로워 말라. 온 우주가 당신 안에 있으니. 너무 작게 행동하기를 멈추어라.
당신은 무아지경으로 움직이는 우주다.
당신의 생명에 불을 붙여라. 당신의 불길에 부채질해 주는 사람을 찾아라.

루미

마음

이슈와라 프라니다나

아슈와라(Ishvara): 하느님, 신, 우리의 높은 자기, 자연, 혹은 내면의 신이든
우리 자신이 이해하는 신 ｜ 프라니다나(Pranidhana): 내맡기다, 헌신하다 혹은 전념하다.

이슈와라 프라니다나는 우주에 가득한 더 높고 지성적인 힘에 절하는 수행이다. 요가 상태에 이르는 것은 가장 직접적으로 이 니야마에서 온다고 한다.

가슴

이 수트라는 그냥 내려놓고 내맡기라고 권한다. 내맡김은 굴복이 아니라, 더 큰 선(善)의 방향으로 조금씩 나아가겠다는 의지다.

우리가 에너지의 방향을 개인의 드라마에서 멀어지는 쪽으로 바꾸고 삶의 더 큰 그림을 볼 수 있을 때, "이것도 받아들입니다"라고 말할 수 있을 때, 그때 우리는 마지막 니야마를 수련하고 있는 것이다.

내맡겨라
자세를 내맡겨라. 어려운 자세는 삶의 투쟁을 반영한다.
기분 좋은 자세는 삶의 기쁨을 반영한다.
행위의 결과를 내맡겨라.
그것은 우리가 통제할 수 없다.
매일, 수행할 때마다 그저 최선을 다해라.
우주의 행위, 자연의 경이로움에 내맡기고,
예상하지 못한 일들을 내맡겨라.
현재의 어려움, 고통과 상실, 특히 통제하려 애썼지만

통제할 수 없었던 일들을 내맡겨라.
자기에 대한 정의, 자기의 판단을 내맡겨라.
그것들은 단지 있는 그대로의 당신을 제한하는 방식일 뿐이다.
바로 지금 당신은 있어야 하는 곳에 있음을
깊고 흔들림 없이 신뢰하라. 우주가 당신을 통해
아름다운 마법을 일으키고 있음을 느껴라.

몸

〉 이슈와라 수행 〈

빈야사(vinyasa)는 특별한 방식으로 배치한다는 뜻이다. 이 수행은 빈야사 스타일 요가에서 흐름(flow)의 요소를 이용한다. 우리는 흐를 때 몸을 '기도' 혹은 '공물'로서 이용할 수 있다. 끝, 시작, 그 사이 공간을 알아차림으로 움직인다.

앉은 명상 자세
수련을 삶의 더 큰 그림에 바쳐서 신비가 구현되게 하라. 이해의 신을 부르는 것으로 시작하라. 그는 새로운 새벽의 빛일 수도 있고, 내면의 신일 수도 있으며, 영감을 주는 여신일 수도 있다.

완전히 엎드리기 자세
양팔을 완전히 뻗고 손가락을 친 무드라(chin mudra)로 하여 이 근원에 수행을 바친다. 이 자세를 받을 때 자기 존재의 작은 변화를, 자신보다 더 큰 무엇에 연결되는 것을 느낄 수 있는가?

아기 자세
엉치뼈 위의 피부가 펴지고 몸의 후방 선이 부드러워지는 것을 느껴라.

걷는 개 자세
다리를 자유롭게 유기적으로 움직이면서, 남아

있는 긴장을 풀어 준다.

용 자세
왼쪽과 오른쪽으로 한다. 학생들은 좌우로 바꾸는 중간에 다운독 자세를 하거나 가벼운 빈야사를 할 수 있다.

매달리기 자세
마음이 겸손하게 땅으로 흐르게 한다.

산 자세
산 자세로 잠시 멈추어, 우주가 당신을 통해 움직이는 것을 느낀다. 1/4 태양 경배 자세와 반 태양 경배 자세로 이동한다.

매달리기 자세
발을 뒤로 보내 다운독 자세나 다른 빈야사로 간다.

스핑크스 자세
발을 뒤로 보내 다운독 자세나 다른 빈야사로 간다.

낮은 용 자세
왼쪽과 오른쪽으로 한 뒤, 다른 빈야사를 한다.

아기 자세
머리를 땅에 숙이고, 두 눈 사이의 피부가 펴지는 것을 느낀다.

등자 자세
웃카타아사나(Utkatasana) 즉 의자 자세를 인요가에 알맞게 누운 자세로 바꾼 것.

사바아사나

이슈와라 프라니다나

앉은 명상 자세

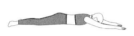

완전히 엎드리기 자세

아기 자세

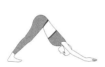

걷는 개 자세

용 자세

매달리기 자세

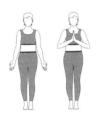

산 자세

매달리기 자세

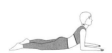

스핑크스 자세

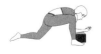

낮은 용 자세

아기 자세

등자 자세

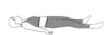

사바아사나

가지 3: 아사나 실험실

전통적으로 요가 자세는 수행자들이 명상할 때 오래 앉아 있을 수 있도록 돕기 위한 것이었고, 오늘날처럼 아사나에 큰 비중을 두지 않았다. 많은 사람에게 몸은 요가로 들어가는 문이므로 몸에 집중하는 테마들은 많은 학생이 다가가기 쉽고 공감할 수 있다.

여기서는 여덟 가지의 길 중 셋째 가지를 테마로 사용할 때 응용할 수 있는 개념들을 알려 준다.

- 몸의 불균형: 비대칭이나 손상을 다룬다.
- 당신의 독특함과 개별성: 오늘 자기의 몸이 있는 곳을 만난다. 우리의 몸은 모두 독특하고 우리에게 필요한 것은 날마다 다르다.
- 몸의 부위들: 발, 다리, 엉치뼈, 골반, 골반 바닥, 등 아랫부분, 등 윗부분, 머리, 몸의 앞면, 몸의 뒷면, 몸의 옆면
- 피부 아래: 혈액, 뼈, 근육, 근막/결합조직, 신체 장기들, 내분비계, 자율신경계, 림프계
- 자세 집중: 비틀기 자세, 후굴 자세, 전굴 자세, 몸의 중심축 신장 자세, 거꾸로 하는 자세, 옆으로 굽히는 자세, 비대칭 자세, 대칭 자세

골반 깊이 풀어 주기: 우리가 저항하는 대상은 지속된다

> 집착하는 것은 잃을 수밖에 없다.
> **붓다**

마음

엉덩관절(고관절)은 넙다리뼈(대퇴골)의 머리 부분이 관골구에 자리 잡은 곳이다. 관골구(acetabulum)라는 말은 산(酸)을 의미하는 라틴어 '아세트'(acet)에서 유래한다.

골반 부위는 단단히 묶여서 안정감을 준다. 그래서 앉고 과신장하고 활동이 부족하거나 손상될 때도 함께 '붙어 있는' 것처럼 여겨질 수 있다. 뭉친 근육은 꽉 쥔 주먹처럼 동맥과 결합조직을 통해 에너지가 원활히 흐르지 못하게 한다.

가슴

이렇게 신체적으로 단단히 묶임은 삶에서 우리가 얽매이는 것이 우리의 자유를 앗아 가기도 한다는 것을 상기시켜 준다.

우리는 경직된 관점에 생각을 얽맬 수 있다. 자신이 생각하는 옳고 그름을 철석같이 믿을 수 있다. 습관과 오랫동안 지닌 믿음으로 더 깊은 골을 팔 수 있다.

우리는 자신이 어떠해야만 하고, 다른 사람들이 어떠해야만 하고, 삶이 어떠해야만 한다는 기대에 얽매일 수 있다. 얽매이거나 집착하면 더는 자유롭지 못하다.

몸

〉 골반 깊이 풀어 주기 〈

이 수련에서는 블록과 스트랩을 이용하여 자세의 경험을 바꿔 본다. 학생들에게 더 약하게 느껴 보도록 '버팀목 없이' 해 보라고 권해 보라.

우리가 어떤 것에 저항하면, 우리가 맞서 싸우는 그 대상은 우리에게 들리거나 보이기 전까지는 계속 남아 있을 것이다. 학생들에게 어려운 감각이나 정신적인 저항에 다가가면서, 그것이 부드러워지거나 순종하는지 보라고 권해 보라.

나비 자세 변형

양 발목을 블록 위에 두고 누운 나비 자세 혹은 앉은 나비 자세를 한다.

애벌레 자세

이 변형 자세에서는 스트랩으로 큰 고리를 만들어 양발과 등 뒤에 두른다. 양 무릎은 구부린다. 넓적다리 위에 블록을 놓는다. 천천히 양 다리를 똑바로 펴고 몸을 앞으로 굽히기 시작한다.

용 자세 변형 1

앞쪽 발을 블록 위에 놓는다. 양손은 몸 옆에 두어도 되고 무릎 위를 꽉 쥐어도 된다.

용 자세 변형 2

블록으로 뒤쪽 다리의 넓적다리를 지지한다. 양 손은 앞쪽 발 옆 바닥에 두어도 되고 두 블록으로 지지해도 된다.

매달리기 자세 변형

벽으로 등 윗부분을 지지한다. 너무 강하게 느껴지면, 뒤로 돌아 골반을 벽에 댄다.

바나나아사나 변형

양 다리를 매트의 아래 오른쪽 구석에 두고, 윗몸은 매트의 위 오른쪽 구석에 둔다. 스트랩으로 고리를 만들어 발을 감싸고 양손으로 붙잡은 채

로, 오른팔은 머리 위로 뻗고 왼팔을 십자가처럼 | 사바아사나
왼쪽으로 뻗는다. 골반 아래 볼스터를 두어도 된
다.

골반 깊이 풀어 주기

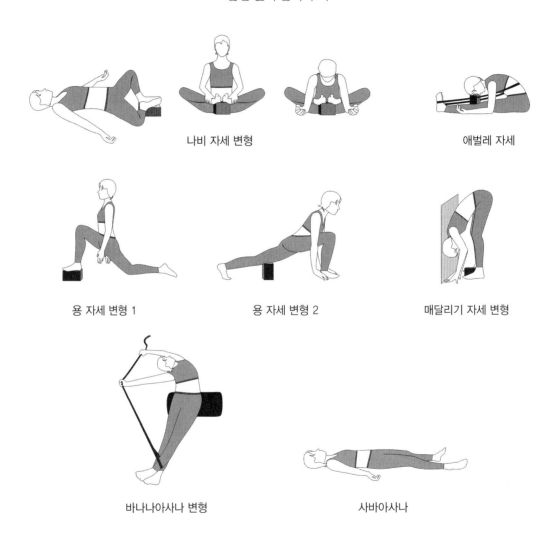

나비 자세 변형

애벌레 자세

용 자세 변형 1

용 자세 변형 2

매달리기 자세 변형

바나나아사나 변형

사바아사나

비틀기: 중심으로 돌아가기

> 당신의 손은 열리고 닫히고, 열리고 닫힌다. 만일 손이 늘 주먹 쥐고 있거나 늘 열려 있으면,
> 당신은 마비될 것이다. 당신의 가장 깊은 현존은 모든 작은 수축과 확장 안에 있고,
> 수축과 확장은 새의 양 날개처럼 아름답게 균형과 조화를 이룬다.
>
> 루미

마음

가장 차분한 자세는 비틀기 자세다. 비틀기 자세는 우리를 진정시키고 균형 잡히게 한다. 비틀기 자세
는 삶에서 균형과 위안을 찾게 도와주는 아름다운 은유다. 비틀기 자세는 우리를 식혀 줄 수도 있고, 우
리에게 불을 붙일 수도 있다. 우리를 준비시키거나 진정시킬 수 있다. 비틀기 자세 후에 중립 상태로 돌
아갈 때, 우리는 균형 잡힌 삶을 살려면 붙잡은 뒤 풀어 주기가 필요하고, 숨을 들이쉰 뒤 내쉬는 게 필
요하다는 것을 상기하게 된다.

비틀기 자세는 몸에 유익한 점이 매우 많다.
- ♦ 내부 장기를 자극하고 강화한다. 특히 신장과 간에 좋다.
- ♦ 척추의 연조직을 유지하고 신장시키고 탄력 있게 만든다.
- ♦ 신경계를 부드럽게 자극한다.

하지만 가장 중요한 점은 비틀기 자세를 하면 중도를 추구하고 (지나치게 강하지도, 약하지도 않은) 사트
바적인 삶을 함양하는 것을 상기하게 된다는 것이다. 요가 수련에서는 음양을 결합하여 그렇게 할 수
있으며, 삶을 살아가면서 그렇게 할 수 있다.

가슴

평정심 즉 우펙샤(Upeksha)의 정의 중 하나는 중도(中道)에 서 있음을 뜻한다. 하지만 우리는 끊임없이
양쪽으로 끌려간다고 붓다는 가르쳤다. 우리는 좋아하는 물건과 사람을 향해 가고, 싫어하는 물건과
사람에게서 멀어지도록 조건 지어져 있다. 가지지 못한 것을 원하고, 이미 가지고 있는 것에는 관심 두
지 않는다.

우리는 자세와 삶에서 서투르고 불편한 상황 속에 있다. 우리의 목표는 삶 속에서 계속 중심으로 돌아
오는 것이다. 평정심은 받아들임이다. 그것은 삶이 다가올 때 드라마를 쓰거나 안달하지 않고 차분하

게 삶을 만나는 기술이다. 우리는 중도에 있을 때, 지금 있는 곳이 아닌 다른 곳에 있으려고 자신과 싸우기를 멈춘다.

몸

〉 인요가 비틀기 자세 〈

비틀기 자세들 사이에 옆으로 굽히기 자세와 전굴 자세 같은 중화하는 자세를 이용한다. 학생들로 하여금 자세에서 고요함을 찾고, 좌우로 균형을 잡고, 몸의 중심선에 주의를 기울이게 한다.

- ◆ 앉아 비틀기 자세
- ◆ 아기 자세 비틀기
- ◆ 비튼 뿌리 자세
- ◆ 누운 와이퍼 자세

- ◆ 사슴 자세
- ◆ 테이블탑 비틀기 자세
- ◆ 잠자는 백조 비틀기 자세
- ◆ 비튼 용 자세

───── 인요가 비틀기 ─────

앉아 비틀기 자세

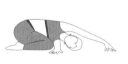

아기 자세 비틀기

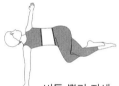
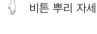

비튼 뿌리 자세

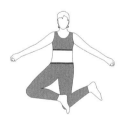

누운 와이퍼 자세

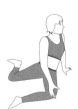

사슴 자세

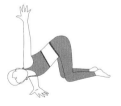

테이블탑 비틀기 자세

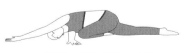

잠자는 백조 비틀기 자세

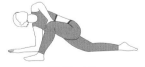

비튼 용 자세

거꾸로 하기: 무위

우리가 세상을 고치기를 그만둘 때, 세상은 스스로 고친다.

마음

거꾸로 하기는 무위 안의 행위이고 고요하며, 많은 것을 이룬다.

몸을 거꾸로 할 때, 도(道)로 표현되는 무위의 개념에 경의를 표한다.

자연의 정연한 길을 따르고 억지로 하지 않을 때 모든 일이 이루어질 수 있다.

가슴

도교에서는 이것을 무위(無爲)라고 한다. 자연에서는 물이 무위를 잘 보여 준다. 물은 흐르다 바위를 만나면 그 주위로 돌아서 흐른다. 물을 어떤 그릇에 담으면 물은 그 그릇의 모양대로 변한다. 물은 저항하지 않지만, 시간이 지남에 따라 힘을 얻고 변형을 일으킬 수 있다. 가장 저항이 적은 길을 찾을 때, 투쟁과 애쓰는 태도를 내려놓으면 자연이 옳은 길을 안내해 준다. 물과 바위처럼, 바위(장애물)는 시간이 지남에 따라 변하며 부드러워진다.

몸

거꾸로 하는 자세의 유익한 점들:

♦ 가볍게 거꾸로 하기 자세는 이완 반응을 일으켜 차분하게 하고 진정시킨다.

♦ 인요가의 거꾸로 하기 자세 중 벽에 다리 올리기 자세, 혹은 도구로 머리 지지하는 자세 같은 일부 자세는 몸-마음을 더 '식히는' 것으로 볼 수 있다. 과로하고, 지나치게 많이 생각하고, 스트레스 받고 바쁜 삶을 살고 있다면, 거꾸로 하기 자세가 내면의 '분주함'에 대한 해독제나 강장제 같은 역할을 할 것이다.

♦ 몸을 거꾸로 하면, 중력으로 인해 숨이 잘 내쉬어지고 허파가 더 수월하게 완전히 비워진다. 숨을 들이쉰 뒤에는 반드시 숨을 내쉬어야 하고, 모든 것을 받아들인 뒤에는 반드시 놓아주어야 한다는 것을 상기하게 된다.

♦ 볼스터로 지지하는 후굴 자세는 활기를 주는 동시에 차분하게 해 준다. 몸의 앞쪽을 열어 주고, 가슴 부위와 배와 골반의 근육을 이완하고 부드럽게 한다.

♦ 감당하기 힘든 상태로 살고 있을 때, 볼스터 위에서 거꾸로 하는 자세는 내맡김과 지지를 받아들이기를 모두 배워야 한다는 것을 일깨워 주는 은유다.

♦ 매달리기 자세 혹은 벽에 다리 올리기 자세를 할 때, 우리 몸의 한 부위에 '비우기'를 요청한다. 이런 식으로 자신을 비울 때 양육하고 기운을 보충하는 공간을 만들어 낸다.

♦ 몸을 거꾸로 하는 것은 우리의 삶, 견해, 이야기를 다른 관점으로 본다는 은유다.

♦ 머리를 가슴보다 아래에 둘 때 우리는 마음에게 가슴에 경의를 표하여 절하라고 권한다. 이렇게 몸으로 일깨우는 것은 가슴이 가장 잘 알아듣는 친절한 이해다.

♦ 하타 요가에서는 암리타라는 생명수가 뇌의 맨 밑부분에 저장되어 있다고 믿는다. 이 생명수 혹은 감로수가 우리의 생명력 즉 프라나를 유지하고 키운다. 머리가 심장보다 아래에 있는 자세 혹은 턱 잠금(잘란다라 반다)이 있는 자세는 생명수가 빠져나가지 못하게 보존하고, 그에 따라 수명을 연장하고 생명력을 높인다.

〉 인요가 거꾸로 하는 자세 〈

♦ 벽에 다리 올리기 자세
♦ 아기 자세
♦ 달팽이 자세

♦ 애벌레 자세
♦ 지지된 물고기 자세
♦ 지지된 다리 자세

♦ 선 잠자리 자세

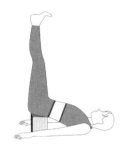

벽에 다리 올리기 자세

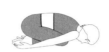

아기 자세

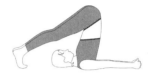

달팽이 자세

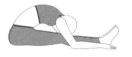

애벌레 자세

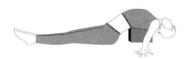

지지된 물고기 자세

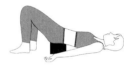

지지된 다리 자세

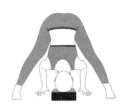

선 잠자리 자세

다음 자세들은 벽에 대고 하면 더 수월하게 할 수 있다.

벽에 다리 올리기 자세
볼스터나 블록을 이용해 골반을 가슴 부위보다
높이 올린다.

잠자리 자세
볼스터나 블록을 엉치뼈 아래에 두고 양 다리를
밖으로 벌린다.

등자 자세
양 무릎을 구부리고 양발을 벽에 댄다.

누운 바늘귀 자세
오른 무릎을 구부리고, 오른 발목을 왼쪽 넓적다
리 위에 둔다. 왼발을 벽에 대고 누른다.

나비 자세
양 발바닥을 모으고 무릎을 좌우로 내려가게 한
다.

몸 옆면: 인과 양

> 빛이 있으면 어둠이 있다. 추위가 있으면 더위가 있다. 높이가 있으면 깊이가 있다.
> 굳은 것이 있으면 흐르는 것이 있다. 단단함이 있으면 부드러움이 있다.
> 거칢이 있으면 매끄러움이 있다. 차분함이 있으면 혼란이 있다.
> 번영이 있으면 역경이 있다. 생명이 있으면 죽음이 있다.
> 피타고라스

마음
몸 옆면 자세를 하면 몸이 신장되고, 윗몸이라는 그릇을 기억할 수 있다. 우리는 앞으로 이동하는 면 위
에서 많은 삶을 보내므로 몸의 가장자리에 주의를 기울이면 안도감과 해방감을 느낄 수 있다. 몸의 오
른쪽 옆면(양)과 왼쪽 옆면(음)은 조화를 이루어 우리를 지탱한다. 낮과 밤, 해와 달, 빛과 어둠, 여름과
겨울처럼 반대되는 것들은 두 가지 성질을 가지고 서로 균형을 이루며, 둘 중 하나가 없으면 다른 하나
도 존재하지 않는다.

가슴

이다(Ida) – 인(陰)	핑갈라(Pingala) – 양(陽)
여성은 수동적이다	남성은 활동적이다
여성은 어둡다	남성은 긍정적이다
여성은 흙의 성질이다	남성은 밝음이다
여성은 물이다	남성은 열(熱)이다
여성은 부드러움이다	남성은 낮 시간이다
여성은 밤 시간이다	남성은 가만히 있지 못한다
여성은 직관적이고 양육하고 민감하다	남성은 생산한다
	남성은 이성적이고 외향적이고 논리적이다

몸

〉몸 옆면을 위한 인요가 〈

먼저 오른쪽 옆면으로(양) 모든 자세를 하고, 이어서 모든 왼쪽 옆면 자세(음)를 한다. 혹은 반대 순서로 한다. 중립적 균형 자세로 끝낸다.

- ◆ 목 스트레칭
- ◆ 옆으로 반 신발끈 자세
- ◆ 옆으로 신발끈 자세
- ◆ 옆으로 반 나비 자세
- ◆ 옆으로 아기 자세
- ◆ 비튼 뿌리 자세
- ◆ 옆으로 잠자리 자세
- ◆ 누운 붓다 자세
- ◆ 바나나아사나
- ◆ 한쪽 코호흡

목 스트레칭

옆으로 반 신발끈 자세

옆으로 신발끈 자세

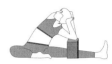

옆으로 반 나비 자세

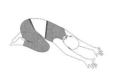

옆으로 아기 자세

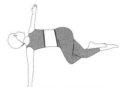

비튼 뿌리 자세

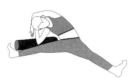

옆으로 잠자리 자세

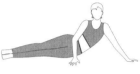

누운 붓다 자세

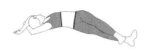

바나나아사나

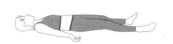

사바아사나

한쪽 코호흡

가지 4: 호흡

호흡은 생명이므로, 호흡을 잘하면 세상에서 오래 살 것이다.
산스크리트 속담

마음
프라나야마

프라(Pra): 일으킨다 | 안(An): 호흡한다 | 아야마(Ayama): 신장한다, 확장한다.

프라나야마(Pranayama)는 호흡을 조절하거나 움직이는 것이다.

호흡과 마음은 동전의 양면과 같다. 또한 물고기 한 쌍이 헤엄치면서 한 마리가 가면 다른 한 마리가 뒤따르는 것과 유사하다. 호흡과 마음은 결합되고 서로에게 들어간다. 그 에너지의 호흡(바유, vayu)은 두 방향으로 느낄 수 있다. 프라나(prana)는 들어오고 올라가고 확장된다. 아파나(apana)는 내려가고 몸을 통해 밖으로 나간다. 이런 흐름을 경험하려면, 마치 에너지를 땅으로부터 끌어당겨 우리의 코어와 뇌 속으로 넣듯이 길고 느리게 호흡해야 한다. 팽창이 일어나는 것을 느껴라. 숨을 내쉴 때 하늘의 힘이 에너지를 끌어당겨 척추를 따라 내려가 꼬리뼈에 이르고 밖으로 보내는 것에 경의를 표하라.

가슴
호흡 상태를 보면 마음 상태를 알 수 있다. 호흡을 변화시키면 우리가 변하고 모든 것이 변한다.

평균 분당 16회 호흡하므로 우리는 매일 23,000회 호흡한다.

고대 요가 수행자들은 우리가 한 번의 삶마다 많은 호흡을 선물받았으므로 또 하나의 호흡을 낭비하면 안 된다고 믿었다. 우리는 숨을 들이쉬며 세상에 태어나고, 숨을 내쉬며 세상을 떠난다. 호흡 하나하나를 귀중하게 여겨라.

몸
인요가는 무위의 수행이므로, 수련할 때 호흡이 서서히 줄어들고 더 이완될 수 있다.

인요가에서는 특정한 호흡 운동이 없고, 자세를 유지하는 동안 사용해야 하는 정해진 호흡 방식도 없다.

그렇지만 한 가지 호흡법을 이용하면 우리의 테마에 풍미를 더할 것이다.

호흡의 네 가지 성질
- ♦ 장소: 호흡이 어디를 통해 우리 몸으로 들어가는가?
- ♦ 시간: 호흡이 얼마나 긴가?
- ♦ 질감: 호흡이 깊은가, 얕은가? 거친가, 부드러운가?
- ♦ 강도: 얼마나 깊이 숨을 들이쉬는가?

호흡의 3단계
들이쉼: *푸라카*(puraka) | 내쉼: *레차카*(rechaka) | 보유: *쿰바카*(kumbhaka)

실험적 호흡: 알아차리기

지지된 누운 자세로 양 무릎을 구부린다. 자연스럽게 호흡을 시작하고, 호흡 양상을 바꾸지 않고 관찰한다. 몸, 정신, 감정의 수준에서 어떤 느낌이 일어나는지 주목한다.

긴장한 표시가 느껴지는가?
호흡이 얼마나 깊은가?
호흡이 어디를 통해 몸으로 들어가는가?

여기에 누워 이완하라.

가슴 부위 위쪽, 어깨, 목 주위 근육을 이완한다. 배가 부드럽게 오르내리게 한다. 애쓰지 않고 편안히 호흡해야 한다.

다음 숨을 들이쉬기 전에 완전히 숨을 내쉬는지 관찰한다.

계속 부드럽게 호흡한다. 코 앞에 촛불이 타고 있고 촛불이 흔들리지 않게 호흡한다고 상상한다.

호흡의 네 단계에 주의를 기울인다. 그것은 들숨, 들숨과 날숨 사이의 멈춤, 날숨, 다시 숨을 들이쉬기 전의 멈춤이다. 호흡의 단계마다 현존할 수 있는가? 들이쉬기가 저절로 일어나게 할 수 있는가?

내면으로부터 호흡이 올라가고 내려가게 둔다.
다음 1분 동안 스스로 계속 호흡한다.
마음과 몸에 어떻게 느껴지는가?

디르가 프라나야마: 3단계 복식 호흡

디르가(Dirga): 가득한, 완벽한

편히 눕는다. 한 손을 배 위에 두고, 다른 손은 가슴 위에 둔다. 이완된 가벼운 숨을 들이쉬고, 입을 열어 숨을 가만히 내쉰다.

1/3쯤 숨을 들이쉴 때 손 아래에 있는 아랫배가 팽창하는 것을 느낀다.
2/3쯤 숨을 들이쉴 때 바구니가 가득 차는 것처럼 갈비뼈가 옆으로 팽창하는 것을 느낀다.
이제 목구멍 바로 아래까지 숨을 들이쉬고, 빗장뼈(쇄골)가 넓게 펴지는 것을 느낀다.
호흡이 안정되고 계속된다.
이제 순서를 반대로 한다.

숨 내쉬기는 목구멍 아래에서 시작하고, 가슴 아래로 이동하여, 아랫배에서 끝난다. 각 호흡의 파동이 이런 식으로 몸을 통해 움직이는 것을 계속 느낀다.

웃자이 프라나야마: 승리의 호흡

웃자이 호흡(Ujjayi Pranayama)은 열을 내기도 하고 열을 식히기도 한다. 이 호흡은 매우 진정시키는 호흡이다. 학생들은 목구멍 뒤쪽에서 '흠' 하는 소리를 들을 때 마음이 안정되기 시작한다. 이 숨소리는 마음을 집중하는 닻으로 작용한다. 소리가 없으면 학생들은 호흡의 멈춤을 더 예민하게 알게 된다.

편히 앉아 손을 입까지 들어 손바닥을 얼굴로 향한다. 숨을 깊이 들이쉬고, 숨을 내쉴 때는 흐린 거울에 입김을 불듯이 입을 열고 손바닥에 숨을 내쉰다. 이때 목구멍을 좁게 해서 내는 숨소리가 웃자이다.

입을 다물고 숨소리를 신뢰한다. 숨을 들이쉴 때와 내쉴 때의 숨소리 뒤에 주의를 기울인다. 심해에서 다이빙할 때의 호흡 같은 소리가 난다.

마치 빨대를 통해 호흡하거나 목 아래쪽의 구멍을 통해 호흡하듯이, 목구멍 뒤쪽을 통해 숨을 내쉬고 들이쉰다.

목구멍이나 어깨에 지나친 긴장이 느껴지면, 중단하고 잠시 쉬었다가 준비되었을 때 다시 한다.

날숨 늘이기: 부교감신경의 흐름

정상적으로 숨을 들이쉬고 내쉰다.
넷을 세는 동안 숨을 들이쉰다.
넷을 세는 동안 숨을 내쉰다.
넷을 세는 동안 숨을 들이쉰다.
다섯을 세는 동안 숨을 내쉰다.
넷을 세는 동안 숨을 들이쉰다.

여섯을 세는 동안 숨을 내쉰다.
넷을 세는 동안 숨을 들이쉰다.
일곱을 세는 동안 숨을 내쉰다.
넷을 세는 동안 숨을 들이쉰다.
여덟을 세는 동안 숨을 내쉰다.

긴장이나 경련이 느껴지면, 더 길게 내쉬는 호흡법을 그만하거나, 자신의 호흡에 맞게 들숨과 날숨의 비율을 조절한다.

빌로마: 세 부분 날숨

숨을 들이쉬어라. 그러면 신이 네게 다가온다.
숨을 들이쉬기를 멈추어라. 그러면 신이 너와 함께 머문다.

비(Vi): …에 반하여 | 로마(Loma): 머리카락

빌로마(viloma)는 자연스러운 흐름에 반하여 호흡하기라는 뜻이다. 숨 쉬는 도중에 잠깐 멈추어 중단하는 호흡이다. 숨을 들이쉴 때 멈추거나, 내쉴 때 멈춘다.

편히 앉는다. 숨을 깊이 들이쉬고 입으로 숨을 내쉰다. 이완된 호흡으로 허파를 채우는 것으로 시작한다. 숨을 다 들이쉬었을 때 잠시 멈춘다. 숨을 내쉴 때 목구멍, 가슴, 배의 세 부위에서 부드럽게 숨을 내보낸다.

끝까지 숨을 들이쉬고, 숨을 내쉬지 않고 멈춘다 …
1/3만 숨을 내쉬고, 멈춘다 …
2/3를 내쉬고, 멈춘다 …
나머지 숨을 모두 내쉰다.
그대로 머물며, 내면의 느낌에 내맡긴다.

브라마리: 분주한 마음을 위한 호흡

브라마리(bhramari)는 '붕붕거리는 검은 벌'을 의미하는 산스크리트어 '브라마르(bhramar)'에서 유래하는 말이다.

벌의 호흡 즉 브라마리는 프라티아하라를 경험하는 아름다운 호흡이다. 이 호흡은 자율신경계에 강력한 치유 효과가 있다. 들숨보다 날숨을 길게 할 때마다 신경계 중에서 휴식과 소화를 담당하는 부교감신경계가 활성화된다. 붕붕거리는 소리에 귀를 기울이면 감각을 진정시키고 또 집중시키며, 감각을 더 내면으로 끌어당기게 된다. 그 소리가 마음속 잡담을 들리지 않게 하므로 걱정을 느낄 때 하면 좋다.

편히 앉아 턱을 이완하고, 혀를 윗앞니의 뒤에 댄다. 양 집게손가락을 귓속에 넣는다. 숨을 깊이 들이쉬

고 턱을 조금 내린다. 숨을 내쉴 때 목구멍 뒤쪽에서 가벼운 '흠' 소리를 낸다. 자기가 내는 소리를 듣는다. 다 했으면, 잠시 연습의 효과를 느껴 본다.

4-7-8 호흡: 신경계 진정시키기

> 두려움은 숨을 멈추고 흥분하는 상태다.
> 프리츠 펄스[*]

4-7-8 호흡법은 신경계를 진정시키는 효과가 탁월하다. 학생들은 그 비율을 자신에게 맞게 조절해야 할 수도 있다. 이 호흡법의 목표는 날숨의 길이를 들숨의 2배쯤으로 길게 하는 것이다.

숨을 깊이 들이쉬어 허파를 가득 채운 다음, 천천히 허파를 완전히 비운다.
이 호흡법은 4-7-8의 리듬으로 한다. 이 비율이 힘들면 3-5-6 비율로 해도 된다.
넷을 세는 동안 숨을 들이쉰다.
숨을 멈추고 일곱을 센다.
여덟을 세는 동안 숨을 내쉰다.
이제 잠시 이완된 호흡을 한 다음, 다시 이 방법으로 호흡한다.

이것이 한 세트다. 한 세트를 열 번 반복한다.

나디 쇼다나: 한쪽 코 호흡

> "카비르여, 신은 어디에 있는가?"
> "신은 호흡 안의 호흡이다."
> 카비르

나디 쇼다나(nadi shodhana)는 '한쪽 코로 호흡하기' 혹은 '콧구멍을 번갈아 호흡하기'라고 한다. 이 호흡법은 좌우의 미묘한 나디 채널을 정화한다. 좌우의 나디 채널은 각각 이다(Ida)와 핑갈라(Pingala), 남성과 여성, 인 에너지와 양 에너지다. 이것은 심박수를 낮추고 스트레스와 피로를 푸는 데 도움이 되므로

---

[*]   Fritz Perls. 독일 출신의 정신과 의사로 게슈탈트 치료의 창시자 – 옮긴이

명상을 준비하는 매우 훌륭한 호흡법이다.

오른쪽 콧구멍: 양, 태양, 핑갈라, 하(ha), 남성적 측면
왼쪽 콧구멍: 인, 달, 이다, 타(tha), 여성적 측면

편히 앉는다. 양 콧구멍으로 느리고 길게 숨을 들이쉬고, 느리고 길게 코로 숨을 내쉰다. 오른손 중지나 약지로 왼쪽 콧구멍을 막고 오른쪽 콧구멍으로 느리고 길게 숨을 들이쉰다. 오른쪽 콧구멍으로 숨을 내쉬고, 오른쪽 콧구멍으로 숨을 들이쉬고, 엄지손가락으로 오른쪽 콧구멍을 막고, 왼쪽 콧구멍으로 숨을 내쉰다.

호흡이 정신과 영혼에 먹이를 준다고 상상하라.
왼쪽 콧구멍으로 숨을 들이쉰다.
달빛의 흐름이 몸으로 들어오는 것을 느낀다.
오른쪽 콧구멍으로 숨을 내쉰다.
태양 통로의 온기를 느낀다.
오른쪽 콧구멍으로 숨을 들이쉰다.
왼쪽 콧구멍으로 숨을 내쉰다.

이 과정을 열 번 반복한다.
자신의 시간에 맞추어 양쪽 콧구멍으로 번갈아 호흡한다.

찬드라 베다나: 달 뚫기

찬드라(Chandra): 달 | 베다나(Bhedana): 뚫기, 흐르게 하기

달 통로로 호흡하면 차분해진다. 이완 상태와 수용 상태로 들어가게 한다.

편히 앉는다. 열리고, 깨어 있고, 받을 준비가 된 것을 느낀다.
양 콧구멍으로 숨을 깊이 들이쉬고 내쉰다.
오른손 집게손가락이나 엄지손가락으로 오른쪽 콧구멍 입구의 부드러운 부위를 살짝 막는다.

왼쪽 콧구멍으로 숨을 들이쉰다. 왼쪽 콧구멍으로 숨을 내쉰다.

양 눈 사이 가운데로 기다란 실을 끌어당기듯이 숨을 쉰다고 상상한다.

숨을 유도하기로 선택할 때, 숨을 어디로 확장할지도 선택한다.

왼쪽 콧구멍으로 숨을 들이쉬고 내쉬는 과정을 열 번 반복한다.

수리야 베다나: 태양 뚫기

수리야(Surya): 태양 | 베다나(Bhedana): 뚫기, 흐르게 하기

이 호흡법은 태양 통로를 통해 호흡하여, 몸을 활기차게 하고 몸에 생기와 온기를 준다.

편히 앉는다. 열리고, 깨어 있고, 받을 준비가 된 것을 느낀다.

양 콧구멍으로 숨을 깊이 들이쉬고 내쉰다.

왼손 집게손가락이나 엄지손가락으로 왼쪽 콧구멍의 부드러운 부위를 살짝 눌러 막는다.

오른쪽 콧구멍으로 숨을 들이쉰다.

오른쪽 콧구멍으로 숨을 내쉰다.

아름다운 꽃의 향기를 맡는다고 상상한다.

오른쪽 콧구멍으로 숨을 들이쉬고 내쉬는 과정을 열 번 반복한다.

스퀘어 호흡: 호흡의 네 측면

스퀘어(정방형) 호흡법에서는 들숨, 날숨, 들숨과 날숨 사이, 날숨과 들숨 사이 등 네 부분의 길이가 같다. 이것은 에너지의 균형을 이루고, 마음을 진정시키며, 바쁜 하루를 보낸 뒤 쉬는 데 탁월한 효과가 있는 훌륭한 프라나야마다.

자리에 앉는다.

숨을 깊이 들이쉬고 내쉰다. 확실히 끝까지 숨을 들이쉬고, 바닥까지 남김없이 숨을 내쉰다.

이제 시작한다.

넷을 세는 동안 숨을 들이쉰다.

넷을 세는 동안 숨을 멈춘다.

넷을 세는 동안 숨을 내쉰다.
넷을 세는 동안 숨을 멈춘다.

이 과정을 자기에게 맞는 시간으로 반복한다. 들숨, 날숨, 멈추는 시간이 같기만 하면 시간을 바꾸어도 된다.

같은 비율 호흡: 사마스티티

사마(Sama): 같은, 균등한, 균형 잡힌 | 스티티(Sthiti): 서다

사마스티티는 들숨과 날숨을 같은 비율로 호흡하는 방법이다. 편안히 호흡한다.

평소대로 숨을 들이쉬고, 숨을 내쉰다.
이제, 숨을 들이쉬고 내쉴 때, 들숨과 날숨의 길이를 같게 한다.
하나, 둘, 셋, 넷을 세며 숨을 들이쉰다.
하나, 둘, 셋, 넷을 세며 숨을 내쉰다.

이 과정을 5~10회 반복한다. 자신의 호흡에 맞게 들숨과 날숨의 길이를 바꾸어도 된다.

시탈리: 식히는 호흡

시탈리(Sitali): 식히기, 달래기

한 번 숨을 다 들이쉬고 다 내쉰다.
휘파람을 불듯이 입술을 오므린다. 입의 작은 구멍을 통해 천천히 공기를 빨아들이고, 그것을 아래로 삼켜 목구멍 뒤쪽으로 보낸다. 콧구멍으로 숨을 내쉰다.
오므린 입술로 느리고 길게 숨을 들이쉬고, 코로 느리고 길게 숨을 내쉰다.
외부에서 열을 받아들이고 그 열이 몸으로 들어갈 때 식는 것을 느낄 수 있는가?

아기 호흡: 호흡의 흐름에 따라 부풀고 가라앉기

> 지금의 존재로 태어나는 것은 호흡의 생기로 축복받는 것이다.

뒤로 누워 아기처럼 호흡한다고 상상한다. 배가 올라왔다 내려간다. 가로막(횡격막)이 팽창하고 수축하면서 생명의 맥박을 모든 세포 속에 전해 준다.

호흡의 끝과 들숨의 정점을 알아차려라.
목구멍의 근육들이 풀어지는 것을 느껴라.
마치 올리브 오일을 몸속으로 길게 이어지며 흐르도록 계속 부어 넣듯이 숨을 들이쉰다.
숨이 들어올 때 배가 올라온다.
들숨(영감)의 근원을 따라가라.
모든 호흡이 해방의 파동을 지니게 하라.

한 번에 한 호흡을 하라.
호흡이 나비의 날개처럼 섬세하고 아름다워지게 하라.

평화를 위한 들숨: 풀어 주는 호흡

평화를 위해 숨을 들이쉰다 ⋯ 숨을 내쉬며 긴장을 내려놓는다.
심신의 건강을 위해 숨을 들이쉰다 ⋯ 숨을 내쉬며 몸의 긴장이나 저항을 풀어 준다.
평정심을 위해 숨을 들이쉰다 ⋯ 자기 존재의 코어로부터 숨을 내쉰다.
인내를 위해 숨을 들이쉰다 ⋯ 여유를 가지고 서두르지 않으며 숨을 내쉰다.
숨을 들이쉬고 이행기에 머문다 ⋯ 다시 시작할 수 있도록 숨을 내쉰다.

가지 5: 내면으로 들어가기

> 거북이 네 발을 숨기듯이
> 감각 대상으로부터 감각을 거두어들이면
> 지혜가 견실해진다.
> 바가바드 기타

프라티야하라

프라티(Prati): 멀어져, ~에 반하여 | 아하라(Ahara): 우리 안으로 받아들이는 것

프라티야하라(Pratyahara)는 감각을 거두어들이는 것이며, 파탄잘리가 제시한 요가의 8개 가지 중 다섯째 가지다.

마음
프라티야하라는 일어나는 감각들을 수련과 집중을 통해 거두어들이는 것이라고 거칠게 정의할 수 있다. 주의를 미세하게 조절하면 감각은 자연히 안으로 향하게 된다. 마음이 내면에 집중하면 자연히 프라티야하라 상태가 된다. 어떤 대상에 몰두하면 감각이 뒤따른다.

가슴
감각만 따라가는 삶을 살면 우리는 감각의 포로가 된다. 프라티야하라는 감각을 차단하고 마비시키고, 경험에서 도망하여 세상을 피하는 것이 아니다. 다섯째 가지인 프라티야하라는 보이는 것, 소리, 냄새, 맛, 다른 감각 욕망에 무의식적으로 지배당하지 말고 삶에 온전히 참여하라고 한다.

내면의 세계를 갈고닦으면 삶에서 다가오는 일이나 사라지는 것들에 반사적으로 반응하지 않을 수 있다. 내면의 공간이 생기면 지혜롭게 적절히 반응할 수 있다. 내면에 완전히 양분을 공급하면 더이상 외부에서 양분을 찾을 필요가 없다.

몸

〉 프라티야하라 명상 〈

침묵하는 법을 배우며, 고요한 마음이 듣고 몰두하게 하라.
피타고라스

누워서 주위에서 일어나는 소리에 귀 기울인다 … 몸에 닿는 옷의 촉감을 느낀다 … 그대로 잠시 머무른다 …

콧구멍 속에 느껴지는 냄새와 입 안에 느껴지는 맛을 기꺼이 받아들인다 … 눈 뒤에서 변하는 색을 느낀다.

이제 감각들을 천천히 하나씩 내려놓기 시작한다 … 우리가 내면으로 향함에 따라 … 맛과 촉감 … 냄새 … 보이는 것과 소리가 점점 희미해지기 시작한다.

감각들이 내면의 더 미세한 감각으로 바뀌는 것을 알아차린다. 마치 집중하는 빛을 몸의 어두운 물 속이나 가슴의 동굴 속에 비추는 것 같다.

가지 6, 7: 명상에 집중하기

누구나 너무 바쁘지 않다면 적어도 하루 20분씩 명상해야 한다.
그다음에는 하루 한 시간씩 명상해야 한다.
선불교 인용구

마음

8개 가지의 길 중 마지막 3개 가지는 마음을 다스리는 데 연관된다. 그것은 알아차림과 집중에 초점을 맞추는 다라나(dharana), 명상과 유지하는 알아차림인 디야나(dyhana), 그리고 명상적 몰입인 사마디(samadhi)로 묶을 수 있다. 이것들은 마음의 집중 상태가 발달함을 나타낸다.

도교와 불교에서는 모든 사람의 내면에 귀중한 진주가 있으며, 그 작은 보석이 온 우주를 반영한다고 믿는다. 마음을 집중하는 수련을 통해 명상에 이르면, 평온하고 만족스럽고 고요한 우리 안의 그 부분에 가까워질 수 있다.

숨을 들이쉬고 내쉬며 하는 명상은 붓다가 제시한 명상의 첫째 주제다. 붓다는 보리수 아래 앉아서 깨달음에 이를 때까지 그 자리에서 일어나지 않겠다고 맹세했다. 붓다는 아나파나사티(anapanasati), 즉 호흡에 집중하는 수행을 했다. 호흡에 집중하면 흩어진 에너지를 모두 끌어서 한 점에 집중함으로써 위파사나(vipassana)라는 다음 수준의 명상을 할 준비가 된다.

가슴
우리는 매일 6만 가지 생각을 하는데, 그중 59,000가지 생각은 어제 했던 생각과 같은 것이다.

마음은 매우 강력하여, 즉시 사라지는 생각인 브리띠(vritti), 즉 정신에 깊이 새겨지는 소란과 동요를 만들어 낼 수 있다.

좋든 나쁘든 모든 생각은 같은 것으로 이루어져 있다. 우리는 에너지와 생각이 가득한 바다와 같다. 사람들은 같은 (반복되는) 생각을 믿기 때문에 괴로워한다. 마음이 깨끗하면 삶은 단순해지고 자유롭게 흘러간다.

몸

> 1.2 요가스-치타-브리띠-니로다
> 요가는 마음의 동요를 가라앉히는 것이다.
> 파탄잘리

〉 디야나 수행 〈

학생들이 5분~20분가량 마지막 명상을 할 수 있도록 받쳐 주는 충분한 도구가 있는지 점검하라. 명상하는 다양한 자세를 제공하라.

♦ 세이자(Seiza): 일본 명상 자세. 송아지 위에 앉기.
♦ 수카아사나(Sukhasana): 책상다리 자세로 앉기.

♦ 싯다아사나(Siddhasana): 발뒤꿈치를 서혜부로 당겨 앉는 재봉사 자세.

어떤 학생들은 등을 벽에 기대고 앉거나, 접은 담요 혹은 블록 위에 앉고 싶어 할 수도 있다.
허리뼈(요추)의 만곡을 유지할 수 있도록 엉덩이를 무릎보다 높게 두는 것이 도움이 된다.
학생들이 긴장하거나 척추를 구부리지 않고 더 수월하게 앉아 명상할 수 있도록 다양한 자세로 움직이
게 한다.
학생들에게 모든 자세가 작은 명상이 될 수 있음을 알려 준다.

등 아랫부분의 만곡을 회복하려면
• 물개 자세 혹은 스핑크스 자세
• 안장 자세

골반을 열고 앉으려면
• 백조 자세
• 신발끈 자세
• 정방형 자세

척추를 늘이려면
• 매달리기 자세

학생들에게 알려 주어야 할 것
♦ 명상 행위는 일어나는 생각보다 더 강력하다.
♦ 명상하고자 앉겠다는 의도가 결과보다 더 강력하다.
♦ 명상의 요점은 자신을 완전하게 하려는 것이 아니다.
♦ 명상은 목표가 아니라 도구이며, 최종 목적지가 아니다. 진정한 척도는 삶을 잘 사는 법을 배우고, 적
응하고 변화하고 성장할 수 있는 것이다.

> 명상은 새에게 모이를 줄 때처럼 가만히 있음, 인내, 현존의 세 가지 자질이 필요하다.
> 새들이 우리를 신뢰하기 위해서는 가만히 있음이 필요하다.
> 새들이 가까이 와서 땅에 내려앉을 때까지 기다리는 인내가 필요하다.
> 그 순간을 놓치지 않기 위해서 현존이 필요하다.
> 니콜 루스

마음챙김 명상: 통제를 내려놓기

마음챙김 명상은 통제하지 않기 수행이다. 우리는 살면서 많은 것을 통제하지만, 마음챙김 수행에서는 호흡을 그대로 두고 바로잡거나 개입하려 하지 않고 지켜볼 수 있는지 본다. 마음챙김은 현재 순간을 통제하려는 동기를 내려놓는 태도이다.

편히 앉는다. 엉덩이(궁둥뼈)가 좌우 고르게 바닥에 닿는 것을 느낀다. 골반이 아래로 가라앉고, 척추가 맨 밑부분으로부터 머리의 정수리까지 위로 올라가게 한다. 양 어깨를 반쯤 올리고 반쯤 뒤로 한 다음 아래로 내려 풀어 준다.

목의 양옆을 뒤로 당긴다.
눈을 감는다.
정신이 초롱초롱하지만 편안함을 느낀다.

날숨에 주의를 기울이기 시작한다. 날숨이 긴가, 짧은가? 차분한가, 고르지 않은가? 날숨이 짧게 끝나는가, 아니면 숨을 끝까지 다 내쉬지 못하는가? 호흡이 몸에 어떤 영향을 미치는가?

날숨을 통제하거나 바로잡으려 하지 않는다는 것을 기억하면서 그냥 관찰한다. 날숨에 계속 주의를 기울인다.

이제 호흡 사이의 공간에 주의를 기울이기 시작한다. 호흡 사이의 공간은 텅 비어 있는가, 짧은가? 급히 숨을 들이쉬는가? 시간이 지나면서 호흡 사이의 공간이 존재하지 않는 것 같거나 퍼지는 것 같은가? 그저 호흡 사이의 공간에 주의를 기울인다.

이제 들숨으로 주의를 옮긴다. 들숨이 몸으로 들어가는 곳은 콧구멍 끝인가, 입술 위인가? 들숨이 따뜻한가, 시원한가? 당신은 들숨을 붙잡으려 하는가, 혹은 들숨이 저절로 일어나는가?

그저 관찰하라. 아무것도 바꿀 필요 없다.

덜 간섭하거나, 자연스러운 호흡의 흐름을 바꾸려 하지 않으면, 호흡은 자연히 움직인다.

이제 호흡의 네 부분을 지켜보라. 들숨, 날숨 전의 공간, 날숨, 다시 숨을 들이쉬기 전의 상쾌한 멈춤. 그 과정이 펼쳐지게 하면 마음과 몸은 자연스럽게 평정 상태로 들어간다.

마음 명상: 마음의 동요를 관찰하기

편히 앉아 척추의 만곡을 유지하고, 줄이 긴 악기를 조율하는 것처럼 머리와 귀가 어깨 위에 얹혀 있게 한다 …

숨을 깊이 들이쉬며 자신의 모든 면을 있는 그대로 기꺼이 받아들이고, 길게 숨을 내쉬며 풀어 주고 놓아준다.

단순하게 접근한다.
어떻게 보여야 한다거나 경험을 통제할 필요가 있다는 선입견을 내려놓는다.

내면의 목소리는 견해를 말하고 판단하고 비교하고 불평할 수 있다. 과거를 떠올리고 미래에 관해 추측할지 모른다. 그것을 모두 기꺼이 받아들인다. 일어나는 일을 편집하고 검열하는 경향을 잠시 멈춘다. 발견하는 것을 받아들이고, 그 경험을 긍정하라. 일어나야 한다고 믿는 것을 내려놓고, 실제 일어나는 일을 받아들여라.

판단하지 않고 머무른다.
통제하려 하지 않고 머무른다.
머무르며, 비워진 곳들을 기꺼이 느껴 보려 한다.
마음이 여기저기 떠돌아도 괜찮다. 그저 현존함으로, 지금 보이는 것으로 돌아온다.
준비되면 살며시 눈을 깜박여 뜨고, 세상으로 나갈 준비를 한다.

가슴 명상: 흐리다야, 영적 가슴

가만히 있는 몸에 주의를 기울인다 …
호흡 뒤의 알아차림을 모은다 …
수용성, 열림, 받아들임의 볼륨을 높인다 …

깊은 해방감, 온전함, 평화로움을 느낀다 …
가슴 부위에 있는 에너지적, 육체적 가슴 공간으로 뛰어든다 …

이제 주의를 복장뼈의 조금 오른쪽으로 이동한다. 거기에 흐리다야(hridaya) 즉 영적 가슴이 있다.

수행을 위해 가슴의 동굴로부터 어떤 성질을 체현하고 싶은가? 당신의 삶을 위해? 가슴이 말할 때 귀 기울여 들어 보라. 아마 그것은 친절함, 자비, 기꺼이 더 마음을 열고 온전히 사랑하기일 것이다.

그 성질을 구현하며 그것이 당신의 존재를 가득 채우게 하라 …
있는 그대로 자신에게, 자신을 위해 현존하라 …
오늘 이 명상을 하는 자신에게 감사하라.

몸 명상: 목격자는 관찰하는 자다

판단하지 않고, 외부에서 안으로 자기 몸을 관찰한다. 마치 사랑하는 사람의 사진을 보듯이.
몸 앞면을 알아차린다. 가볍고 널찍하다. 몸 뒷면은 넓다.
꿀이 녹듯이 안에서 밖으로 퍼지는 것을 알아차린다.
얼굴은 부드럽고, 가슴은 열리고, 마음은 맑고 푸른 하늘 같다.
배와 골반이 바닥으로 가라앉고, 다리는 현외 장치 붙은 카누처럼 무겁고 바닥에 닿았는지 알아차린다.
발에서 머리까지, 안에서 밖으로, 피부는 부드럽고 뼈 위에 매끄럽게 뻗어 있다.
자기 얼굴과 피부 위의 옷을 본다. 뼈 위의 피부를 느낀다.

더 깊이 침묵하면, 신체 장기와 혈액, 그리고 세포 수준까지 내려가 에너지가 내부에서 부드럽게 움직이는 것을 관찰하는가?

가만히 편히 앉아 있는 몸 전체의 감각을 느끼고, 요가의 선물을 받을 준비를 한다.

통렌 명상: 주고받기

통렌 명상은 삶에서 다른 사람들과 상황의 고통과 괴로움을 우리가 받아들이고, 치유와 건강과 에너지를 받기를 바라는 마음을 그들에게 보내는 것이다. 이 명상은 어려움을 회피하지 않고 받아들이게 한다. 통렌 명상을 하면 숨을 들이쉴 때 다른 사람들의 상처를 떠맡으면서 자비와 공감을 배우고, 숨을 내쉴 때 긍정적 에너지를 세상에 내보내면서 관대한 정신을 배운다.

잠시 조용히 앉아 마음을 열고 가만히 있는다. 몇 번 숨을 들이쉬고 내쉰다.
이제 편하지 않은 사람을 마음속에 떠올린다. 아는 사람일 수도 있고, 길에서 지나친 사람일 수도 있고, 한 번도 만나지 않은 사람일 수도 있다. 동물이나 환경을 떠올려도 된다.
숨을 들이쉴 때, 그들의 부정적 에너지, 고통, 어려움을 자기 안으로 빨아들이는 모습을 마음속에 그린다.
숨을 내쉴 때, 내면의 온기와 빛과 긍정성을 받는 사람에게 보낸다고 상상한다.

이것을 몇 번 반복한다.
앉은 채로 잠시, 수행 뒤에 밀려오는 느낌을 느낀다.

빛 명상: 멍에

이 명상은 사람들을 서로 연결하고, 사람들에게 우리의 에너지가 움직이고 바뀌고 변형된다는 것을 알려 준다. 이 명상을 할 때는 밝은 빛이 자기 몸의 모든 방을 하나씩 통과한 뒤, 피부 밖으로 나가서 주위 사람들에게 이르고, 나무들과 수로에 들어가고, 마침내 모든 환경으로 들어간다고 느낀다.

척추가 현존하고 똑바른 것을 느끼도록 편안히 앉는다. 등 아랫부분의 부드러운 곡선이 머리뼈 기반의 곡선과 들어맞는 것을 느낀다. 어깨를 이완하고, 바로 지금 무엇을 해야 한다는 생각도 내려놓는다. 피부에 닿는 옷과 방에 앉아 있는 몸을 느낀다.

금색이든 파란색이든 색이 있는 빛을 마음에 떠올린다. 배 속에서 빛이나 어둠이 형성되기 시작한다. 산스크리트어로 죠티(Jyoti), 즉 태양 같은 빛이 내면에서 나오는 것을 느낀다.

빛이 몸을 통과하며 움직이는 모습을 마음속에 그려 보기 시작한다.

빛이 가슴과 심장으로 들어가, 팔과 손가락으로 내려간다.

이제 빛이 하지로 내려가 다리와 발가락에 이르고, 당신을 온기로 가득 채운다.

빛이 마음으로 들어가고 머리를 햇빛으로 채우는 것을 본다.

빛이 몸 밖으로 방사되고, 방을 채우고, 옆에 앉은 사람에게 이르고, 앞과 뒤와 옆에 앉은 사람으로 들어가게 한다.

이제 당신이 앉아 있는 동안 빛이 방을 채우기 시작하고, 오늘 수련하러 온 모든 사람의 몸을 연결한다.

빛이 방 밖으로 나가, 바람과 나무들로 들어가고, 강과 산으로 들어가, 결국 온 지구를 채운다.

이 빛은 대상을 가리지 않는다. 세상으로 들어가 모든 의식 있는 존재들에게 닿고 가득 채운다. 마침내 우주가 하나의 밝은 빛이고, 당신이 그것의 일부이며, 그것이 당신의 일부가 될 때까지.

이 연결의 따뜻한 현존을 방사하며, 여기 잠시 더 앉아 있는다.

산 명상: 접지하기

이 명상은 접지(接地)하고, 내면의 힘을 밝게 비추고, 결심하고, 중심으로 되돌리는 데 좋다.

똑바로 당당히 앉아서, 개입하지 말고 호흡을 관찰하라.

좋아하는 산을 마음속에 떠올린다. 그 형상을 상상한다. 그 산이 높거나 경사가 심한가? 기슭이 널리 퍼져 있는가? 크고 단단한가?

앉아서, 마치 그 산을 자기 존재 속으로 들이쉬어 자기의 일부로 만들 듯이, 그 이미지를 가지고 호흡한다. 내면에서 그 산의 장엄함을 느낀다 …

계속 내면에 산의 모습을 떠올린다. 마치 자기의 머리가 산 정상이고 몸이 산의 깊이와 너비인 것처럼 … 다리가 산의 흙 속으로 뿌리를 뻗는 듯이 …

자기의 몸 안에서 산의 몸을 느낄 때, 마치 그 산이 자기를 위로 들어 올리고 밖으로 채우는 것처럼 느낀다 …

해가 뜨고 지는 것을 보라. 수백만 개의 별이 나타나고 달이 당신(산)의 경사면을 비춘다 …

밝음을 간직한 여름이 가을과 합쳐지고, 나뭇잎이 떨어지기 시작하면 조금 더 내려놓는다 …
겨울이 오고 당신의 몸을 가리는 비바람을 몰아오고, 마침내 겨울은 사르르 녹아 봄이 온다 …
그동안 내내 당신은 움직이지 않고 모든 계절을 받아들인다. 빛과 어둠, 추위와 더위를 받아들인다 …

우리 삶 속의 모든 것은 끊임없이 변한다 … 자연도 … 우리 몸도 … 우리 마음도 끊임없이 변한다. 산처럼 우리에게는 빛의 기간과 어둠의 기간이 있고, 더운 기간과 추운 기간이 있고, 기쁠 때와 슬플 때가 있고, 마음의 비바람이 있다 …

그 모든 것의 한가운데에 앉아 있을 수 있는가? 몸 안에서 편안히 느끼면서 차분히 머무를 수 있는가? 이 순간, 끊임없이 변하는 만화경같이 변화무쌍한 삶에 반응하지 않고 차분할 수 있는가?

마치 자기가 산인 것처럼 여기며, 아무것도 거부하지 말고 모든 것을 받아들여 보라.

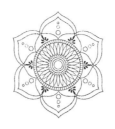

7장
지혜 전통

붓다의 지혜

다음 테마들은 가장 널리 알려지고 시대를 초월한 붓다의 가르침 중 일부다.

붓다의 가르침과 삶은 아름다운 테마를 이룬다. 붓다가 되기 전 싯다르타 고타마는 왕자로 태어났는데, 왕은 아들에게 인간의 고난을 보여 주지 않으려 했다. 그래서 고타마는 왕궁 안에서 아무것도 모른 채 풍족하게만 살았다.

그러던 어느 날, 고타마는 용기를 내어 왕궁 밖으로 나가서 고통을 겪는 사람들을 보았다. 노인과 병자와 죽어가는 사람들이었다. 그 사람들의 모습에 심히 놀라서 그는 왕궁을 떠났다. 그리고 6년 동안 세상을 돌며, 삶에 고통을 주는 원인을 찾고 해결책을 모색했다. 그리고 보리수 아래에 앉아 명상하여 삶의 진리를 이해하게 되었을 때 마침내 깨달음이 일어났다.

붓다의 주요 가르침은 다음과 같다.

+ 무상함
+ 괴로움
+ 집착하지 않기/ 내려놓기
+ 무디타(mudita): 기쁨
+ 카루나(karuna): 자비심
+ 메타(metta): 자애심

불교의 핵심: 사성제

붓다의 핵심 가르침 중 하나는 사성제(네 가지 고귀한 진실)다. 요가 수련과 인간관계, 직업, 그 밖에 삶의 여러 가지 일에 사성제를 적용할 수 있다.

1. 원하는 것을 항상 얻을 수는 없다.
실력이 부족한 요가 선생님을 만날 수도 있다. 모든 자세를 하지 못할 수도 있다. 어떤 자세를 좋아하지 않을 수도 있다. 옆 사람들이 지나치게 큰 소리로 말할지도 모른다. 너무 더울 수도 있고 너무 추울 수도 있다.

2. 그것들이 원인이 되어 우리가 불행해진다.
원하는 것을 얻지 못하면 불행하다.
원하지 않는 것을 만나게 되면 불행하다.
특정한 자세를 성취하려는 강한 갈망이나 바람이 있을 때, 혹은 삶이나 요가 수련에서 어떤 일이 반드시 어떠해야만 한다거나 절대 어떠하면 안 된다는 데 집착하면, 만족하지 못하고 불행해질 것이다.

3. 그 불만족을 고칠 수 있다.
우리 삶이나 몸이 어떠해야만 한다는 관점, 혹은 주위의 모든 사람이 어떻게 행동해야만 한다는 관점에 강하게 집착하지 않으면, 괴로움이 줄어들 수 있다.

4. 수행
자유로워지려면 수행해야 한다. 내려놓기 수행, 자기 자신과 남들에게 친절하게 말하기 수행, 자기가 바라는 것과 의도를 항상 알아차리는 수행을 해야 한다.

초심자의 마음: 초심자를 위한 수행

마음이 텅 비어 있으면, 어떤 일에도 늘 준비가 되어 있으며, 모든 것에 열려 있다. 초심자의 마음에는 많은 가능성이 있지만, 숙달된 사람의 마음에는 가능성이 별로 없다.
순류 스즈키

마음

초심자의 장점은 무엇을 기대할지 확신이 없으므로 '모르는 채' 수행에 들어간다는 것이다. 초심자의 마음은 기대 없이 가능성이 충만한 상태로 살 수 있는 강력한 길이다.

가슴

초심자의 마음의 장점

초심자의 마음은 어떤 것이 어떻게 될지 좀처럼 추측하지 않는다.
초심자의 마음은 아직 사연이 많지 않으므로 어떤 것이나 어떤 사람을 좀처럼 판단하지 않는다.
초심자의 마음은 좀처럼 어떤 것을 좋다거나 나쁘다고 꼬리표를 붙이지 않는다. 모든 것은 있는 그대로이다.
초심자의 마음은 끝이 어디인지 모르므로 좀처럼 끝에 도달하려 하지 않는다.
초심자의 마음에는 굳어 버린 습성이 없다.
초심자의 마음은 좀처럼 기계적인 반응을 하지 않는다.
초심자의 마음은 가능성을 탐구하는 데 만족한다.
초심자의 마음은 미래로 치닫지 않았으므로 좀처럼 걱정하지 않는다.

몸

〉 핵심적인 초심자 수행 〈

초심자인 학생들을 지도할 때는 자세와 시작 지점을 탐구하는 데 더 많은 시간을 들인다. 도구를 사용하는 법을 연구하고 자세를 유지하는 시간을 조금 짧게 한다.

- ✦ 숙달된 수행이란 반드시 한 자세를 오래 유지하거나 그 자세로 더 깊이 들어가는 것이 아니라, 수행을 더 잘 알아차리는 것이다.
- ✦ 우리는 마음에서 혹은 몸에서 초심자일 수 있다.
- ✦ 더 숙달된 요가 수업은 학생들이 목표 영역을 탐구할 때 지시는 덜하고 스스로 더 많이 선택하게 한다.

인요가를 처음 하는 사람이 아니라면, 그 자세에서 어떤 새로운 제안을 찾을 수 있는가? 익숙한 것의 잠재력을 계속 탐구하라.

나비 자세

이 자세는 몸 뒷부분의 결합조직이 열리도록 도와주어 더 깊이 전굴에 준비되게 한다. 초심자들에게 담요 위에 앉으라고 권하여, 골반(볼기뼈)의 앞부분이 뒷부분보다 앞으로 기울게 한다. 이 자세는 골반이 더 중립적인 위치에 있게 한다.

애벌레 자세

이 자세는 등과 더불어 오금까지 몸의 뒷부분을 계속 열어 준다. 이 자세에서 자신이 얼마나 '깊이' 숙인 것처럼 보이는지는 판단하지 않는다.

반동

이전 자세의 울림 속으로 잠시 뛰어든다.

스핑크스 자세

이것은 초심자를 위한 가벼운 후굴 자세이며, 팔꿈치에서 어깨까지 거리에 따라 조절할 수 있다. 팔꿈치를 앞으로 밀고, 팔짱 낀 팔뚝 위에 머리를 놓아 반동 변형으로 마친다.

요람 자세

아기 자세의 편안하고 더 수월한 변형이다.

비틀기 자세

구부린 다리 아래에 볼스터를 놓으면 비틀기 자세가 더 수월할 수 있다.

바늘귀 자세

척추가 평형 상태를 벗어나면 골반이 활짝 열리지 않는다. 무릎을 구부리고 발을 블록 위에 두는 것부터 시작한다. 오른쪽 발목을 왼쪽 넓적다리 위로 교차한다. 그대로 머무르고 싶은 학생도 있을지 모른다. 그렇지 않으면 왼발을 블록 위로 들고 손으로 왼발이나 왼쪽 정강이를 붙잡는다.

용 자세

많은 학생이 이 자세가 힘들지만 그래도 할 수 있음을 알게 된다. 뒤쪽 무릎 아래에 담요를 받치거나 양손 아래에 블록을 받치면 자세가 수월해진다.

초심자의 명상 자세

블록이나 도구 위에 편히 앉는다. 무릎이 골반의 위치보다 아래 있는지 확인한다. 이것은 두 단계 명상 자세다.

- 1단계: 호흡에 주의를 기울여 호흡을 세거나, 호흡의 질을 살피거나, 몸으로 들어가는 호흡에 집중하여, 호흡에 주의를 기울인다.
- 2단계: 생각이 일어나면 그것을 알아차리고 다시 1단계로 돌아간다.

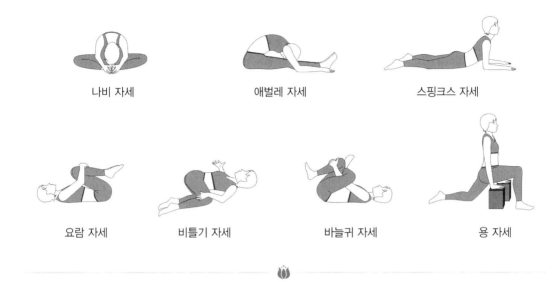

주요 초심자 자세들

나비 자세

애벌레 자세

스핑크스 자세

요람 자세

비틀기 자세

바늘귀 자세

용 자세

메타: 자애심 수행

> 온 우주의 어느 누구 못지않게 당신의 사랑과 애정을
> 받을 자격이 있는 사람은 바로 당신 자신이다.
>
> 붓다

마음

메타(metta) 혹은 마이트리(maitri)는 사무량심, 즉 네 가지 브라마 비하라(Brahma Vihara) 중 하나다. 자애심, 자비심, 기쁨, 평정심이 사무량심이다.

메타 명상을 수행하는 사람은 두려움을 덜고, 가슴과 생각이 차분해지고, 더 평온하게 잠들고 깨어나며, 쉽게 사랑하고 사랑받을 수 있다고 한다.

메타 명상을 하는 동안 자기 자신에게, 사랑하는 사람에게, 중립적인 사람에게, 장벽으로 가로막았던 사람에게 네 가지 바람을 전한다.

그대가 안전하기를.

그대가 행복하기를.

그대가 건강하기를.
그대가 안락하게 살기를.

가슴

메타 수행의 원리는 우리 자신과 모든 사람에게 참 행복을 기원하고, 이미 우리에게 있는 삶을 존중하는 것이다.

우리는 정식으로 앉아서 명상 수련하기 전에 먼저 매트를 깔아야 한다. '어디에 앉을까? 숨소리가 크거나 몸에서 냄새나는 사람에서 멀리 떨어져 앉을까? 저 구석에 앉으면 아무도 말을 걸지 않을 거야. 내 자리를 누가 차지해서 누군지도 모르는 사람 옆에 매트를 깔아야 하면 어쩌지?' 그리고 수련이 시작된다.

메타 즉 자애심의 행위는 누구나 행복할 자격이 있고 누구나 사랑받을 자격이 있다고 믿는 것이다. 거기에는 나이 든 학생, 뚱뚱한 학생, 새로 온 학생, 매력적인 학생, 괴로워하는 학생, 젊은 학생, 짜증 나는 학생이 포함되지만, 주로 당신이 포함된다. 오늘 매트를 깔고 자리 잡을 때 옆에 누가 앉든 그 사람에게 자애심의 생각을 보내 보라.

그대가 안전하기를.
그대가 행복하기를.
그대가 건강하기를.
그대가 안락하게 살기를.

몸

> 메타 수행 〈

가슴과 어깨를 여는 자세에 집중한다.

* 지지된 물고기 자세
* 녹는 가슴 자세
* 부러진 나뭇가지 자세

* 독수리 팔로 앉은 신발끈 자세
* 바나나아사나
* 메타 명상 자세

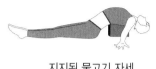

지지된 물고기 자세

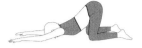

녹는 가슴 자세

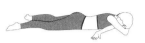

부러진 나뭇가지 자세

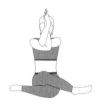

앉은 신발끈 자세

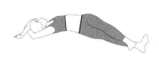

바나나아사나

메타 명상

메타 명상 구절

심장 박동에 귀 기울이고, 공감하며 알아차려 보라.

느리고 부드러운 리듬이 저절로 일어나도록 놓아두어라.

가슴의 동굴, 흐리다야, 영적 가슴을 느껴 보라.

보호해 주는 왕궁의 벽처럼 심장을 둘러싸 보호해 주는 갈비뼈를 알아차려라.

그것이 여기서 어떻게 느껴지는가? 텅 비어 있는가, 가득한가, 무거운가?

보호되고 있는가, 열려 있는가?

고립감, 슬픔, 불안감이 해소되는 것을 느껴 보라.

당신의 내면에는 분리를 초월하는 사랑의 능력이 있다.

사랑하는 마음으로 아래 구절을 자기 자신에게 주어라.

그대가 안전하기를.

그대가 행복하기를.

그대가 건강하기를.

그대가 안락하게 살기를.

세 번 반복한다.

이제 사랑하는 사람에게 주의를 기울여 본다. 곁에 있든 이미 숨겼든 상관없다. 그 사람, 그들의 옷, 머리카락, 웃음을 마음속에 그린다. 당신처럼 그들도 사랑받고 사랑하기를 원한다.

그대가 안전하기를.
그대가 행복하기를.
그대가 건강하기를.
그대가 안락하게 살기를.

세 번 반복한다.

이제 당신의 삶에서 중립적인 사람들에게 주의를 기울인다. 길에서 지나친 사람, 슈퍼마켓에서 만난 사람 등. 그 사람을 머릿속에 그리고 인사한다. 당신처럼 그들도 사랑받고 사랑하기를 원한다.

그대가 안전하기를.
그대가 행복하기를.
그대가 건강하기를.
그대가 안락하게 살기를.

세 번 반복한다.

괜찮게 느껴지면, 자신이 가슴을 닫았던 사람에게 주의를 기울인다. 그것은 자신이 세운 작거나 큰 장벽일 수 있다. 이제 그것이 옳게 느껴지지 않으면 자기 자신에게 돌아간다. 그 사람을 머릿속에 떠올리고, 자신과 마찬가지로 그들도 사랑과 애정을 원한다고 상상하라.

그대가 안전하기를.
그대가 행복하기를.
그대가 건강하기를.
그대가 안락하게 살기를.

세 번 반복한다.

영적 만달라: 무집착 수행

> 자기를 기쁨에 얽어매는 사람은
> 날개 달린 삶을 파괴하며,
> 날아가는 기쁨에 키스하는 사람은
> 영원의 새벽 속에 살리라.
>
> **윌리엄 블레이크**

인요가에서 영적 동그라미인 만달라는 몸의 구분을 나타내기 위해 사용된다. 불교 승려들이 하는 만달라 제작 수행은 일종의 헌신, 영적 노력, 명상, 무상함의 수행이다. 승려들은 몇 주 동안 한 번에 모래를 한 알씩 더하면서 복잡한 문양을 만든다.

만달라는 가상의 궁전을 나타내며, 각 방은 명상의 대상이 되는 지혜의 다른 측면들을 나타낸다. 만달라를 제작하는 것은 긍정적 에너지를 세상과 그것을 보는 사람들에게 전하는 것이다. 만달라가 완성되면 승려들은 그것을 축복하고, 찬팅하고, 만달라를 부수기 시작한다. 형형색색의 모래를 항아리에 쓸어 담고 흐르는 물에 뿌려서 긍정적 치유 에너지가 세상에 퍼지게 한다.

만달라를 부수는 것은 삶의 무상함을 되새기게 해 준다.

골반의 만달라
- 골반 뒤/오금: 반 신발끈 자세, 반 나비 자세, 나비 자세, 애벌레 자세
- 골반 앞/넙다리 네 갈래근과 엉덩이 굽힘근: 백조 자세, 반 안장 자세, 안장 자세, 고양이 꼬리 자세, 부교 자세
- 골반 안쪽/내전근: 반 나비 자세, 나비 자세, 잠자리 자세, 반 개구리 자세, 등자 자세
- 골반 바깥/엉덩이 근육과 장경인대: 백조 자세, 사슴 자세, 반 신발끈 자세, 신발끈 자제, 행복한 아기 자세, 정방형 자세, 바나나아사나

몸

〉360도 골반 만달라 수행 〈

이 수행은 엉덩관절(고관절), 몸의 앞, 옆, 뒤, 안쪽을 한 바퀴 돈다.

- ♦ 나비 자세
- ♦ 말라아사나
- ♦ 반 안장 자세

- ♦ 반 신발끈 자세
- ♦ 개구리 자세
- ♦ 사바아사나

- ♦ 매달리기 자세
- ♦ 비튼 뿌리 자세

골반 만달라

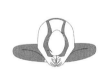

나비 자세

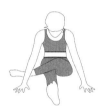

반 신발끈 자세

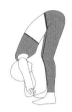

매달리기 자세

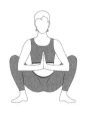

말라아사나

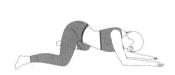

개구리 자세

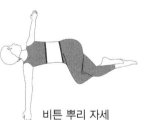

비튼 뿌리 자세

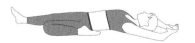

반 안장 자세

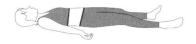

사바아사나

몸

〉 360도 윗몸 만달라 수행 〈

이 수행은 윗몸과 척추, 몸의 앞과 뒤와 옆을 한 바퀴 돈다.

- ♦ 널빤지 자세
- ♦ 물개 자세
- ♦ 부교 자세

- ♦ 애벌레 자세
- ♦ 옆으로 잠자리 자세
- ♦ 사바아사나

- ♦ 스핑크스 자세
- ♦ 안장 자세

윗몸 만달라

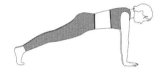

널빤지 자세

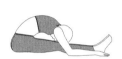

애벌레 자세

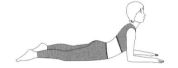

스핑크스 자세

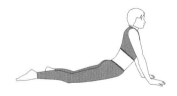

물개 자세

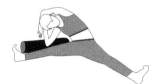

옆으로 잠자리 자세

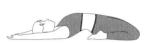

안장 자세

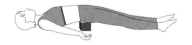

부교 자세

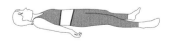

사바아사나

인내의 발견: 속도를 늦추는 수행

인내란 기다리는 것 혹은 멈추어 있는 것이 아니라
자연의 속도와, 삶이 우리에게 주는 것과 <u>조화롭게 움직이는 것이다.</u>

마음

붓다는 인내란 지금 이 순간, 두카(dukkha) 즉 어려움과 함께 (기대하거나 싸우거나 무시하지 않고) 앉아 있는 것이라고 가르쳤다. 조바심을 감추거나 인내하려 '노력'하거나 인내하기를 '원해서' 인내할 수는 없다. 인내는 내면으로부터 자연스럽게 일어나는 상태다.

우리는 단순히 어떤 일이 빨리 일어나야 한다고 마음속으로 정해 놓은 마감 시간을 포기하고 삶에서 펼쳐지는 일들에 승복한다.

가슴

인요가는 인내를 수련하는 것이다. 인내하는 성질은 사물들이 존재하게 되는 여정을 이해한다. 우리는 씨앗이 금방 큰 나무로 자라게 할 수 없다. 계절은 올 때가 되면 오고, 밤과 낮은 고유의 독특한 리듬에 따라 온다. 그것이 삶의 흐름이다. 인내를 발견하라. 모든 것은 우리가 바란다고 일어나는 게 아니라, 일어날 여건이 될 때 일어난다. 모든 것은 발전하고 성장하는 데 시간이 필요하다.

몸

> 인내 수행 〈

이 수행에서는 학생들이 자세마다 점점 더 오래 머물고, 벽에 다리 올리기 자세로 오래 있는다. 학생들에게 수행이 발전함에 따라 인내의 '지구력'이 길러지는지 평가해 보라고 하라. 여기에 명상을 더하면, 학생들이 마음의 내용물을 바라보고, 그것과 함께 편안히 앉아 있을 수 있는 수행을 할 기회가 된다.

- ◆ 아기 자세, 1분
- ◆ 나비 자세, 2분
- ◆ 매달리기 자세, 3분
- ◆ 용 자세, 4분
- ◆ 백조 자세, 좌우 5분

- ◆ 스핑크스 자세, 6분
- ◆ 잠자리 자세, 7분
- ◆ 벽에 다리 올리기 자세, 8분
- ◆ 명상, 9~10분 혹은 남은 시간만큼.

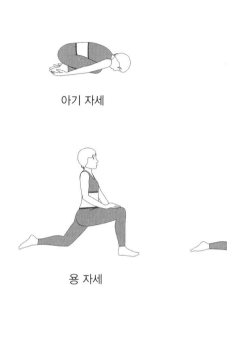

아기 자세

나비 자세

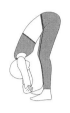

매달리기 자세

용 자세

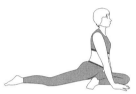

백조 자세

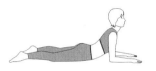

스핑크스 자세

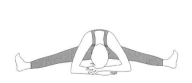

잠자리 자세

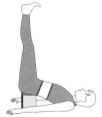

벽에 다리 올리기 자세

명상

신들의 지혜

세계에서 가장 오래된 신앙 체계인 힌두교에는 신화, 이야기, 상징들이 풍부하다. 신들과 여신들의 이야기는 신성을 나타내는 동시에, 그들이 우리 삶의 이야기를 역할극처럼 나타낼 때 인간의 특질과 특성을 구현한다.

삶의 윤회를 나타내는 세 신인 브라마(Brahma, 탄생), 비슈누(Vishnu, 삶), 쉬바(Shiva, 윤회의 끝)와 그들의 배우자들은 수백만의 아바타(avatar, 화신)를 낳았다. 그들 중 일부는 오늘날 요가의 가르침 안에 들어왔다.

신화와 상징의 좋은 점은 개인적으로 해석할 여지가 있다는 것이며, 그러므로 신화와 상징이 우리 삶과 배움과 수행에 적용될 때 우리에게는 그 가르침과 연관될 기회가 생긴다.

신들은 우리에게 신과 친밀한 관계를 형성하라고 권한다. 브라마, 락슈미, 하누만이든, 혹은 우리가 가슴으로 따르는 다른 신이든 상관없다.

가네샤: 길 위의 장애물

가네샤 주문: "옴 감 가나파타예 나마하(Om gam ganapataye namaha)"

오, 가네샤, 굽은 코와 커다란 몸을 가진 신이시여,
당신의 광휘는 천만 개의 태양에 맞먹습니다.
제가 장애를 벗어나게 하소서
모든 일에서, 언제나.

마음
- 긴장(tension): 근막 인대, 관절막, 근육, 힘줄이 뻣뻣해서 몸이 더 신장될 수 없을 때
- 압박(compression): 살과 살이 부딪히고, 살이 뼈와 부딪히고, 뼈가 뼈와 부딪히고, 몸이 도구나 바닥에 부딪혀 몸이 더는 신장될 수 없을 때

긴장은 은유적으로 통과하는 길이라고 볼 수 있다.

압박은 길 위의 장애물로 해석할 수 있다.

긴장과 압박은 인요가 수련이 효과를 나타내는 데 필요한 감각이다. 긴장과 압박은 학생들이 어떤 자세로 더 깊이 들어가지 못하게 막을 수 있다. 긴장은 시간이 지나서 몸이 더 큰 가동 범위를 얻으면 해결될 수도 있다. 압박은 몸의 구조적인 문제이므로 변할 수 없지만, 몸을 조정하여 장애물을 우회해 나아갈 수는 있을 것이다.

힌두 신화에서 코끼리 머리를 한 소년 가네샤(Ganesha)는 장애물과 장애물을 통과하는 길이라는 두 가지 상태의 상징이다.

가네샤는 그의 아버지 쉬바가 멀리 떨어진 숲속에서 명상하고 있을 때, 갠지스강에서 나온 기름들이 섞여서 파르바티에게서 태어났다고 한다. 파르바티는 목욕할 때 가네샤에게 방 입구를 지켜서 그녀를 보호하는 책임을 맡겼다. 쉬바가 돌아와서 아내를 보려고 했는데, 아장아장 걷는 아기가 왕궁으로 들어가지 못하게 막자, 화가 나서 아기의 머리를 잘라 버렸다. 파르바티는 아들이 죽은 것을 알고 몹시 슬퍼했다. 그래서 쉬바는 다른 것으로라도 보상해 주지 않을 수 없었다. 쉬바는 동생을 숲으로 보내 기꺼이 아기에게 머리를 제공하는 첫 동물을 찾으라고 했다. 동생은 코끼리의 머리를 가지고 돌아왔고, 그래서 코끼리의 머리를 한 아이가 다시 태어났다.

가네샤는 어머니를 보호하므로 장애물이지만, 우리가 성에 들어가려면 지나야만 하는 길이기도 하다.

가슴

요가를 수련할 때는 그 길에서 많은 장애물을 만나게 된다. 피곤하거나 몸이 좋지 않을 수도 있고, 몸이 뻣뻣하거나 다칠 수도 있고, 부상 당하거나 지루할 수도 있고, 마음이 그냥 "싫어"라고 할 수도 있다. 파탄잘리는 우리가 목표에 도달하는 길에서 극복해야 하는 장애물들을 열거한다.

우리가 장애물을 만날 때마다 그것은 가네샤의 엄니에 찍히는 것과 같다. 그것은 우리에게 "너는 이것을 얼마나 정말로 원하는가?"라고 묻는다. 각 장애물은 우리의 결심, 끈기, 자발성을 시험하는 것이다. 장애물을 넘어간 다음 또 다른 장애물을 만날 때가 있다. 우리가 스스로 장애물을 만들어 내기도 한다. 어떤 장애물은 영원히 사라지지 않는다. 하지만 우리는 장애물을 선물로 여길 수 있다. 즉, 장애물은 목표를 향해 가다가 우회하거나 직접 가는 새로운 길을 찾으라고 슬쩍 밀어주는 것이다. 시냇물이 강으로 흘러가다가 만나는 바위 주위를 돌아 흘러가듯이.

당신은 요가 수행에서 무엇을 성취하려 하는가? 삶에서 성취하려는 것은 무엇인가? 당신이 가는 길에는 어떤 장애물이 있는가? 그것은 진짜 장애물인가, 아니면 당신이 스스로 세운 것인가? 당신이 최선의 자신이 되는 데 정말로 방해가 되는 것은 무엇인가?

삶에서 긴장이나 압박이라는 단단한 벽에 부딪힐 때, 우리는 어떻게 행동하는가? 아무리 노력하고 애써도 더 깊이, 더 멀리 갈 수 없을 때가 있다. 요가는 싸우는 것이 아니고, 자신에게 비현실적인 기대를 강요하는 자리도 아니다. 요가를 할 수 있다는 것은 선물이다. 옆 사람이 자세에 깊이 들어가는 것을 보며 그만큼 하지 못할까 봐 걱정하지 말고, 자신이 할 수 있는 것을 바라보고 거기서부터 성장하면 된다.

몸

〉 가네샤 수행 〈

몸 안의 긴장과 압박을 살펴보면 어떤 장애물을 해결할 수 있고 어떤 장애물을 우회할 수 있는지 배울 것이다.

몸의 긴장과 압박이라는 개념을 이해할 수 있도록 시작하려면, 자신이 '갇혀 있다'고 느껴지는 자세를 선택하라. 그 자세로 더 깊이 들어가지 못하게 막는 것은 무엇인가? 긴장인가, 압박인가? 긴장은 대개 그 자세의 '열리는' 면에서 느껴지고, 압박은 대개 그 자세의 '닫히는' 면에서 느껴진다.

애벌레 자세
몸의 뒤쪽 꼬리뼈 부위를 살펴본다. 어느 부위에서 가장 긴장이 느껴지는가?

백조 자세
무엇이 당신을 멈추게 하는가? 골반 앞 부위에서 압박을 느끼는가, 아니면 골반 외부에서 강한 감각을 느끼는가?

바나나아사나
가장 긴장이 느껴지는 부위는 어디인가? 다리인가, 윗몸인가?

안장 자세
이 자세를 할 때 장애물은 넓적다리인가, 아니면 등 아랫부분인가? 어느 부위에서 긴장을 느끼는가? 어느 부위에 압박이 일어난다고 생각하는가?

잠자리 자세
양 다리 사이에 볼스터를 놓고, 그 위에 가슴 부위를 내려놓을 수 있게 조절한다. 이것은 압박이고, 몸은 장애물 때문에 더 내려가지 못한다. 장애물이 선물일 수도 있다는 것, 손상을 주는 곳까지 가지 않도록 막아 주기 위해 있다는 것을 이해하라.

사바아사나

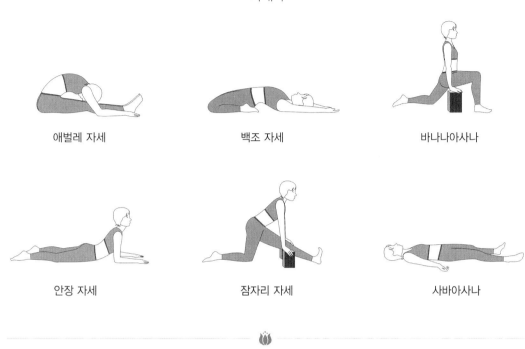

애벌레 자세

백조 자세

바나나아사나

안장 자세

잠자리 자세

사바아사나

하누만: 믿음, 사랑, 헌신

삶에서 그림자는 대부분 우리가 스스로 햇빛을 가리기 때문에 생긴다.
랄프 왈도 에머슨

마음

하누만의 이야기는 믿음, 사랑, 헌신에 관한 이야기다. 라마의 헌신적인 하인인 하누만은 민첩함과 흔들림 없는 용기의 상징이다. 근육질 몸과 원숭이 머리를 가진 그는 힘과 강인함을 상징하며 산을 옮기는 모습으로 그려질 때가 많다. 라마의 충실한 동료로서 하누만의 기본 목적은 봉사하는 것, 보답 없이 주는 것이다. 봉사는 우리가 다른 사람들과 서로 연결되어 있으며, 우리 각자의 행동이 봉사 받는 사람들과 우리 자신의 삶의 질을 높여 줄 수 있다는 것을 일깨워 준다.

하누만의 이야기에서는 모든 원숭이가 인도의 남쪽 끝에 모여 라마를 위해, 유괴된 그의 아내 시타(Sita)를 구할 방도를 의논한다. 구조 방안의 일부는 랑카까지 멀리 도약하는 것이다. 바람의 신 바유의

아들이며 안자나이라는 변신 원숭이이기도 한 하누만은 자기의 힘을 잊어버렸기에 도약하겠다고 말하지 않았다. 그런데 원숭이 무리가 그에게 잊은 것을 상기시켜 주자 그는 그 말을 신뢰하고 믿기 시작한다. 사랑하는 라마에게 한없이 봉사하는 하누만은 단 한 번의 도약으로 건너가는 데 성공한다.

가슴

슈랏다(Shraddha)는 볼 수 없는 것을 믿고 우리 삶에 펼쳐지는 더 높은 계획이 있음을 이해하는 것이다. 하누만처럼 우리는 자기에 대한 믿음을 잃어서, 어려움에 직면했는데 해답을 모를 때가 있다.

불확실한 상황에 처했을 때 자기를 믿고 신뢰하면 우리가 세상에서 무엇을 할 수 있을지 상상해 보라. 우리 안에 확신을 굳게 해 주는 수단, 기술, 가슴이 있음을 기억하면 우리의 그런 어려움과 의심이 녹아 없어질 것이다.

가장 힘겨운 상황에서도 우리에게는 그런 상황에 대처할, 준비되고 온전한 개인의 능력이 있다. 보이지 않는 것을 신뢰할 용기, 불확실성을 내려놓을 능력을 길러라.

때로는 의심이 일어날 때 조금 상기하기만 하면 된다.

몸

〉 하누만 수행 〈

이 수행은 학생들이 몸을 열어, 개인의 힘을 기억하도록 고무하는 하누만 자세 혹은 용 벌리기 자세를 따라 할 수 있게 해 준다.

몸을 준비하기 위해 아래 그룹들 중에서 자세들을 선택해 보라.

- 오금줄(햄스트링)을 열고 준비하려면:
애벌레 자세, 매달리기 자세, 반 용 벌리기 자세

- 넓적다리 앞쪽 근육(넙다리 네 갈래근)이 더 수용할 수 있게 하려면:
안장 자세, 반 안장 자세, 낮게 나는 용 자세

- 엉덩이 굽힘근을 풀어 주려면:
높이 나는 용 자세, 지지된 다리 자세, 부교 자세

- 등을 강화하려면:
유아 자세, 물개 자세, 스핑크스 자세

- 하누만을 흉내 내려면:
반 용 벌리기 자세, 완전 용 벌리기 자세

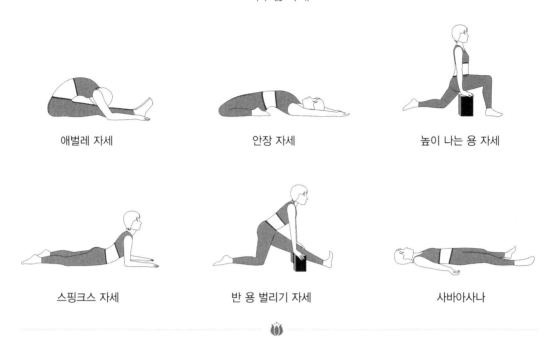

애벌레 자세

안장 자세

높이 나는 용 자세

스핑크스 자세

반 용 벌리기 자세

사바아사나

락슈미: 풍요와 감사

> 삶의 진정한 기적은 물 위를 걷거나 공중을 걷는 것이 아니라
> 땅 위를 걷는 것이다.
>
> <u>틱낫한</u>

마음

락슈미는 빛과 풍요의 여신이다. 산스크리트어 락슈미(Lakshmi)는 부유함과 행운을 의미한다. 락슈미는 물질적인 부와 더불어 마음과 가슴과 몸의 풍부함을 상징한다. 락슈미가 창조되는 신화에서는 신들이 영생의 정수인 '암리타'를 찾고 있을 때, 그녀가 바다에서 보물들 중 하나로 생겼다고 한다.

락슈미는 연꽃 위에 앉아 있고 손에서 동전이 쏟아져 나오는 모습으로 그려져서 가득함과 충만함을 상징한다. 이런 부유함에서 관대함이 일어나, 세상에 있는 것들이 우리 모두에게 충분하다는 것을 일깨워 준다.

가슴

삶이 주는 모든 것에서 단절되어 부족하다고 느끼는 사람이 얼마나 많은가? 락슈미의 가르침은 우리에게 물질적 삶의 표면 속을 들여다보라고 권한다. 그러면 내면에서 나오는 충만함에 다가갈 수 있다. 우리에게 이미 존재하는 복을 인정하면 이런 관대함, 풍요로움, 부의 샘이 자연히 솟아난다.

감사 수행은 우리가 이미 가지고 있는 것을 정식으로 인정하는 것이다. 연구에 따르면, 감사 수행을 자주 하면 삶에 더 깊이 감사하는 태도를 기를 수 있다. 또한 귀중하고 중요한 것과 단지 일시적 욕망을 더 잘 구별하게 된다.

감사 수행을 하면, 우리가 사랑받고 보살핌받고 있으며 아름다운 삶을 살 만큼 충분히 가지고 있음을 알아차리게 된다. 우리는 단순한 것을 기억하고 호흡이라는 선물, 삶의 귀중함, 가족의 소중함을 기억하는 것부터 시작할 수 있으며, 이미 가지고 있는 것에 뿌리내리는 것으로 시작할 수 있다.

> 삶의 귀중함
> 눈먼 거북이 한 마리가 있다. 나이가 셀 수 없이 많은 그 거북은
> 바다의 깊은 바닥에서 살다가 100년에 한 번씩 바다 위로 올라오는데,
> 물결 위에는 나무 멍에가 거북을 기다리고 있다.
> 그 거북이 물 위로 올라와 머리를 그 멍에의 구멍에 넣을 가능성이
> 우리가 인간으로 태어날 가능성보다 훨씬 크다.
> 생명이라는 선물은 그만큼 큰 특권이다. 왜 한순간이라도 낭비하는가?
> 발라 판디타 숫타

몸

〉 락슈미 수행 〈

가슴을 여는 자세는 심장 주위의 가슴우리(흉곽)를 열어 주어 더 마음껏 감사를 표현하도록 도와준다.

아기 자세
욕망을 모두 내려놓을 때 몸의 뒷부분 전체가 부드러워지는 것을 느껴라.

연꽃 무드라
편히 앉아 연꽃 무드라로 수행을 바친다.

옆으로 반 신발끈 자세
왼발을 오른쪽 무릎 위로 교차시킨다. 오른손이나 오른 팔뚝을 블록 위에 두고, 오른쪽으로 몸을 기댄다. 왼손은 등 뒤로 밀어 넣거나 머리 위에 얹는다. 시간이 있으면 뻗은 다리 위로 몸을 구부리는 변형 자세를 한다.

지지된 물고기 자세
이 자세로 누워 있을 때 심장 주위 가슴우리가 천천히 부드러워지는 것을 느낄 수 있는가?

스핑크스 자세 혹은 물개 자세
가슴 부위를 하늘로 들고 어깨는 부드럽게 한다. 이 단순한 자세에서 자신이 많은 것을 가지고 있음을 인식하라.

벽에 다리 올리기 자세
원하는 것과 욕망이 모두 흘러나가는 것을 느끼고, 이 순간 가지고 있는 것에 만족하라.

락슈미 명상

락슈미

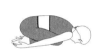
아기 자세

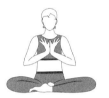
연꽃 무드라

옆으로 반 신발끈 자세

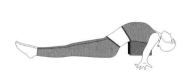
지지된 물고기 자세

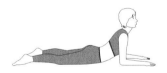
스핑크스 자세

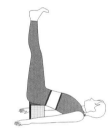
벽에 다리 올리기 자세

락슈미 명상

에너지를 육체의 심장 속으로 내린다. 심장 박동이 생명의 귀중함을 일깨우는 것을 느낀다.

내면에 … 에너지, 세포, 혈액이 자연스럽게 모여 있음을 느낀다 … 그 모든 것이 우리를 양육하고 먹이고 치유한다.

별, 해와 달, 삶의 외적인 인광, 이 세상의 경이로움을 마음속에 그려 본다 … 모든 것이 조화를 이루어 우리의 삶을 지탱한다.

자유로움을 인식하라 … 생각하고 말하고 창조하고 표현할 수 있는 자유로움을 …

사랑이 우리 안으로 들어오고 밖으로 나가는 것을 느끼고, 우리의 삶에 대해 조용한 내적 감사를 느껴라.

비슈누: 유지와 지원

> 이 시대가 다 지난 뒤에도 태양은 땅에게 '너는 내게 빚졌다'고 말하지 않는다.
> 그런 사랑으로 무슨 일이 일어나는지 보라. 그것은 온 하늘을 비춘다.
> 하피즈

마음

고둥 껍데기와 벼락을 들고 있는 모습으로 그려질 때가 많은 푸른색 몸의 신 비슈누(Vishnu)는 유지와 지원의 신이다. 비슈누의 영이 모든 의식 있는 존재들, 행성들, 원소들에 스며들고 가득 채워서 생명의 바퀴가 계속 부드럽게 돌게 한다고 한다.

비슈누가 책임진 역할은 이 세상으로 확장되며, 우리에게 그의 도움이 필요할 때 그의 형상이 많은 아바타로 복제되어 우리를 보살피고 유지해 준다. 비슈누를 상징하는 고둥 껍데기와 바즈라(vajra, 벼락)는 우리도 사람들과 자기 자신을 지원하고 보살피기 위해 재빨리 예고 없이 행동하도록 요청받을 수 있음을 알려 준다.

가슴

태어남, 죽음, 질병 혹은 갑작스러운 비극적 상실은 사람들과 자기 자신에게 봉사하기 위해 행동하라는 당면한 요청일 수 있다. 그런 일은 예기치 않게 일어날 수 있는데, 바로 그때 내면의 비슈누에게 우리를 지원하고 유지해 달라고 요청할 필요가 있다. 어려울 때 우리는 자신에 대한 지지와 지원을 철회할 수 있는데, 때로는 자기 자신에 대한 믿음을 잃어서 그렇게 한다.

때때로 우리는 사랑이나 도움을 받을 자격이 없다고 여긴다.

잠시 삶에서 당신을 지탱하고 지원해 주는 사람들을 마음속에 떠올려 보라. 그런 지원이 없으면 어떤 자세나 삶의 상황이 불편하거나 고통스럽게 느껴질 것이다. 이 삶에서 지원이 필요하다면, 필요한 지원을 구하거나 요청하라. 당신의 삶에 있는 다른 사람에게 지원이 필요하면, 당신이 비슈누의 아바타가 되어 지원을 제공하라. 태양이 땅을 지원하듯이, 당신이 작은 도움으로 할 수 있는 일을 스스로 떠올려라.

몸

〉 비슈누 수행 〈

인요가는 회복 요가와 접근 방식이 다르다. 두 요가 모두 담요, 볼스터, 블록 같은 도구를 이용한다. 인요가에서는 학생들이 편안하도록 지지를 제공하지만, 여전히 학생들이 목표 부위에 감각을 느끼기를 바란다. 회복 요가에서는 학생들이 지지받을 때 몸의 감각을 느끼지 않을 수도 있다.

인요가는 지지를 이용하는 수행이다. 학생들에게 필요 없다고 생각하더라도 지지를 이용하라고 권한다.

사바아사나
무릎 아래에 볼스터를 둔다. 당신이 여기 있을 수 있게 지원해 주는 관계망에 감사하라.

지지된 다리 자세
엉치뼈 아래를 받친다. 내부 근막 지지가 도구 주위에서 느슨해지는 것을 느껴 보라.

지지된 사슴 비틀기 자세
윗몸 아래에 볼스터를 받친다. 보이든 보이지 않든 당신의 삶에서 서로 연관되고 지원하는 것을 기억하라.

아기 자세, 올챙이 자세 혹은 개구리 자세
블록이나 볼스터로 배를 지지한다. 이 자세는 약

한 것에서 강한 것으로 이동한다. 자기 몸에 맞는 자세를 선택하라.

애벌레 자세
필요하면 지지를 더 높이기 위해 볼스터 아래에 블록을 사용한다.

안장 자세
볼스터로 등을 받친다. 시간이 많으면 반 안장 자세를 한다.

사바아사나
담요를 말아 등 가운데 부분 아래에 둔다.

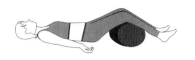

사바아사나

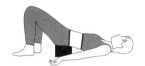

지지된 다리 자세

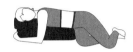

지지된 사슴 비틀기 자세

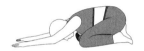

올챙이 자세

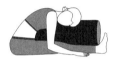

지지된 애벌레 자세

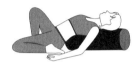

지지된 반 안장 자세

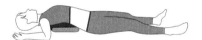

사바아사나

요가 나무의 지혜 가지들

여기서는 요가와 요가 자매의 다른 체계들에서 나온 테마 중 일부를 보여 준다. 연애를 시작할 때는 들어가야 하는 문이 많다. 요가 나무의 형태를 이루는 것은 불교, 도교, 힌두교의 믿음과 수행들이다. 이 체계들은 풍부한 형상, 깊은 사상과 철학을 제공하며, 요가 수업을 의미 깊고 풍요롭게 하는 테마들을 제공한다.

아유르베다와 전통 중의학 같은 보완 체계는 어떻게 해야 우리가 더 큰 세계와 조화를 이룰 수 있는지를 더 깊이 이해할 수 있게 해 준다. 그 체계는 우주를 구성하는 5원소(5행)를 바탕으로 우리의 건강과 행복이 어떻게 이루어지는지를 탐구한다. 5원소는 이 체계를 구성하고, 다양하지만 서로 연관된 관점들에 따라 인요가를 가르치는 지도 원리를 이룬다. 인요가 자세를 통해 우리는 이 체계의 변형시키는 성질을 촉진함으로써 몸/마음 체계를 건강하게 하고자 한다.

우리 자신이 무한한 시간표와 복합 생태계의 일부이며 대우주 안의 소우주임을 이해하면, 요가의 근본 원리를 더 잘 인식할 수 있다.

차크라 체계

일곱 차크라

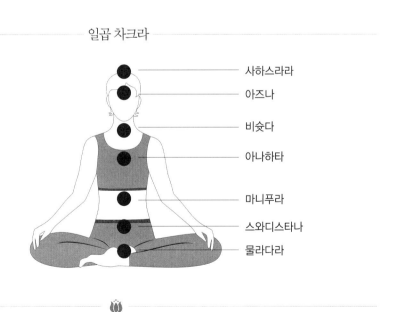

사하스라라

아즈나

비슛다

아나하타

마니푸라

스와디스타나

물라다라

내적인 몸 안에 에너지 우주가 또 하나 있다. 그것은 차크라(chakra)라고 하는 생명력이다. 차크라의 문자적 의미는 '도는 바퀴'다. 이 만질 수 없는 생명의 바퀴들은 우리의 육체적, 정신적, 감정적 행복에 어떤 역할을 한다고 한다.

> 차크라는 생명력 에너지를 수용하고 동화하고 전달하는 조직적인 중심이다.
> 차크라는 하늘과 땅 사이의 디딤돌이다.
> 아노디아 주디스

요가에서 생명력 즉 프라나(prana)는 몸과 의식이라는 두 극성 사이를 순환한다고 여겨진다. 몸에는 많은 차크라가 있지만, 요가에서는 주로 척추를 따라 있는 것으로 생각되는 차크라를 다룬다. 몸의 코어를 따르는 축에 있는 여섯 가지 에너지 센터는 척추의 맨 밑부분으로부터 정수리까지 걸쳐 있다. 일곱째 차크라는 몸의 영역을 넘어 머리 위에 떠 있고, 천 개의 꽃잎이 달린 연꽃이다.
에너지를 조절하는 차크라들이 원활히 회전하게 하는 것이 건강, 행복, 생명력을 지속하는 열쇠라고 여겨진다.

> 차크라는 매우 지성적이며,
> 전체 컴퓨터를 움직이는 소프트웨어와 같다.
> 다르마 미트라

차크라는 우리의 행위와 감정을 다스리고 욕망을 표현한다고 여겨진다. 차크라는 우리의 미묘한 몸에 저장하는 에너지에 대한 지식을 나타내는 지도다. 차크라는 몸을 조절하는 내분비계와 호르몬에 기반을 두고 있다.

차크라를 테마로 삼아 요가 수업을 할 때, 나는 확언을 이용하기를 좋아하고, 각 에너지 센터의 근본 성질에 알맞은 자세를 선택한다. 이 수행은 첫째 차크라부터 여섯째 차크라까지 알아차리는 것이다.

첫째 차크라: 지지, 연결, 토대

> 헤 티나 키 룽가, 헤 타모레 키 라로.
> 위에서 번성하려면 아래에 굳게 뿌리내려야 한다.
> 마오리족 속담

마음
물라다라 차크라

물라(Mula): 기반 | 아다라(Adhara): 지지

첫째 차크라인 물라다라(Muladhara) 차크라는 다른 모든 차크라를 지지하는 체계, 우리가 세상에 단단히 기반을 두게 해 주는 잠재력을 나타낸다. 물라다라 에너지의 소명은 우리가 단단한 토대 위에 있으며 안정되어 있다고 느끼도록 돕는 것이다.

첫째 차크라는 정수리 차크라인 사하스라라의 반대 극이다. 도교에서 이것은 음과 양, 여성성과 남성성, 밤과 낮, 받음과 줌의 연결이다.

이 에너지 센터의 뿌리 체계는 중심 통로인 수슘나 나디(Sushumna Nadi)의 원천으로서 앉아 있다. 땅속에 묻혀 있는 구근이 잠재력으로 가득하듯이, 물라다라 차크라는 전기 에너지, 체액, 양분을 이동시키고 밀어 올려서 척추 전체를 통해 뇌와 각 장기로 보낸다.

- 위치: 척추의 맨 밑부분
- 지배: 다리, 발, 꼬리뼈, 대장과 소장, 혈액, 뼈
- 원소: 땅, 부미(bhumi)
- 만트라: 람(lam)
- 색: 빨간색
- 감각: 후각
- 관련 용어: 땅 에너지, 뿌리, 조상, 가족, 기본 욕구

가슴

물라다라는 우리가 서 있는 기반이다. 이 역동적 근본 체계는 우리의 자아의식을 규정한다. 첫째 차크라의 심리적 기반은 우리를 주로 돌보아 주는 사람과의 관계로부터 만들어진다.

그 관계가 균형 잡혀 있을 때 우리는 몸과 세상에 안정된 기반이 있고 편안하며 안전하다고 여긴다. 우리가 충분히 가지고 있고 자신이 충분하다는 것을 알고 느낀다.

그 관계가 과도할 때 우리는 음식과 물질을 축적하고 원초적 분노와 두려움을 키운다.

물라다라 차크라가 균형을 잃으면 불안감이 일어날 수 있고, 더는 자기 몸이나 이 세상에 속하지 못한다고 느낄 수 있다. 섭취 장애, 염려, 불안, 두려움, 결핍감이 일어날 수도 있다. 돈 관계도 균형을 잃고 문제가 생길 수 있다.

확언

나는 안전하다. 나는 편안하다.
나는 충분히 가지고 있다.
풍족함이 나를 통해 흐른다.
나의 필요는 충족된다.
내게 필요한 것을 우주가 제공한다.
나는 충분하다.
나는 땅에 단단한 기반을 두고 있고 연결되어 있다.

첫째 차크라에 관한 질문

– 나는 자신을 어떻게 보살피는가?
– 나는 세상을 위험한 곳으로 보는가, 안전한 곳으로 보는가?
– 나는 몸과 이 삶에 소속감을 느끼는가?
– 나를 안정시키고 단단한 기반 위에 있도록 도와주는 것은 무엇인가?

인의 풍족함이란 우리가 이미 충분히 가지고 있음을 아는 것이다.
우리의 삶이 풍족하다는 인식을 기르기 위해, 우리가 지금 이대로 충분하고,
물질적 소유가 충분하고, 인간관계가 충분하고, 직업이 충분하다는 것을 기억한다.
우리는 충분히 했고, 매우 충분하며, 충분히 아름답고,
충분히 많이 알고, 정확히 우리가 있어야 하는 곳에 있다.
그러므로 … 여기서 편안히 이완하라 …
자신에게 가하는 내적 압박을 내려놓아라.
이미 훌륭한 것을 개선하려는 욕구를 내려놓아라.

몸

〉 첫째 차크라 수행 〈

하반신에, 땅에 접하며 뿌리내린 자세들에 중점을 둔다. 뿌리 차크라가 우리를 땅과 연결시킬 때, (강한 선 자세를 안정시키는) 뼈와 신체 구조의 무게와 밀도는 첫째 차크라가 균형 잡히는 데 도움이 된다. 뼈, 발가락, 발, 꼬리뼈와 더불어 다리와 골반의 연결부에 주의를 기울여라.
첫째 차크라를 다룰 때 크게 열리지 않고 느낌이 명백하지 않아도, 미미한 감각이라도 '충분하다'는 것을 학생들에게 알려 준다.

아기 자세
이 자세에서 땅이 몸을 붙잡아 주는 감각을 느껴라. 우리 자세의 형태가 기본적인 척추의 만곡과 몸에서 생기의 시작을 나타내듯이, 우리 첫째 차크라의 모습은 우리를 주로 돌보아 준 사람에게서 일어난다. 마치 자신이 사랑받고 보살핌받고, 자기의 필요들이 채워지고 있는 것처럼 느껴라.

부러진 발가락 자세
발가락은 흙으로 들어가는 곧은뿌리다. 여기서 발가락들을 벌려 땅으로부터 발로 에너지가 올라오는 것을 느낀다.

매달리기 자세
척추를 앞으로 숙일 때 다리를 활성화하고 바닥에 굳게 딛는다.

말라아사나
꼬리뼈가 무겁게 느껴지게 한다.
매달리기 자세와 말라아사나를 반복한다.

나비 자세
양쪽 궁둥뼈를 모아 주고, 꼬리뼈를 두덩뼈(치골)로 모아 준다. 이렇게 잠그는 것이 물라 반다(Mula Bandha)다. 물라(Mula)는 기반이라는 의미

다. 자기 기반의 지지로부터 척추를 앞으로 구부린다. 발가락들을 깍지 낄 수도 있다.

잠자리 자세
양 궁둥뼈가 고르게 바닥에 닿게 앉고, 꼬리뼈가 떨어지는 것을 느낀다.

요람 자세
가볍게 양옆으로 몸을 굴리면서 꼬리뼈와 엉치뼈를 마사지한다.

등자 자세
자기의 기반이 고정되고 늘어나며, 엉치뼈 위의 피부가 펴지는 것을 느낀다. 가볍게 좌우로 몸을 굴리면 첫째 차크라를 마사지하게 된다.

지지된 다리 자세
꼬리뼈가 블록 위에서 무겁게 느껴지게 하고, 등 아랫부분과 엉치뼈 부근의 피부가 펴지게 한다. "나의 모든 필요가 채워진다"고 확언한다.

사바아사나
다시 땅의 안전함에 몸을 맡긴다. 프리트비 무드라(Prithvi mudra)를 경험해 본다. 엄지손가락(불)을 약지(땅)에 붙인다. 나머지 세 손가락은 밖으로 뻗는다. 양손으로 이렇게 한다.

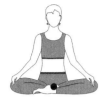

첫째 차크라/물라다라

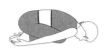

아기 자세

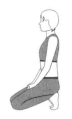

부러진 발가락 자세

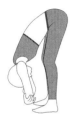

매달리기 자세

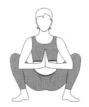

말라아사나

나비 자세

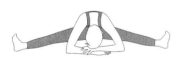

잠자리 자세

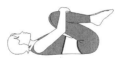

요람 자세

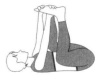

등자 자세

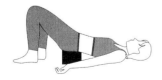

지지된 다리 자세

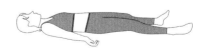

사바아사나

둘째 차크라: 즐기다, 흐르다, 창조하다, 느끼다

사람들은 멀리 여행하면서
높디높은 산을,
바다의 거대한 파도를,
길게 이어지는 강의 흐름을,
드넓은 대양을,
원을 그리는 별들의 움직임을 보고
경이로워하지만,
정작 자기에게는 경이로움을 느끼지 못한 채
그냥 지나친다.
성 아우구스티누스

마음
스와디스타나 차크라

스와(Sva): 자아 │ 아디스타나(Adhisthana): 거주하는 곳, 안정되고 안전한 거처

스와디스타나(Svadhisthana)는 자아가 거주하는 곳이며, 삶의 달콤함과 즐거움이 있는 집이다. 즐거움, 성적 관심, 감정, 욕망과 창조성의 에너지 거처다.

우리는 땅의 안정성으로부터 올라가서 물이 많은 이 샘의 유동적이고 여성적인 성질로 들어간다. 물 원소에 지배되는 이 차크라는 흐름과 함께 갈 수 있는 능력, 우아하고 편안하게 살면서 삶을 즐기는 능력과 연관된다. 이 센터가 균형 잡혀 있을 때 우리는 자연의 흐름으로 들어가며, 아름다움, 에너지, 생명력, 그리고 이 땅 위에서 살아 있고 살아간다는 흥분감과 연결된다.

둘째 차크라는 우리의 감정적 몸이 시작되는 곳이기도 하다. 삶에 대한 반응, 감정, 생각과 느낌, 우리가 어떻게 느끼는지, 무엇을 느끼는지, 그리고 그것이 어떻게 표현되는지는 스와디스타나에서 다루어진다.

- 위치: 엉치뼈 부근의 아랫배
- 지배: 엉치뼈, 생식기, 비장, 비뇨기계, 등 아랫부분, 난소와 고환

- 원소: 물
- 만트라: 밤(vam)
- 색: 오렌지색
- 감각: 미각
- 관련 용어: 달콤한, 유동적인, 여성적인, 창조적인, 달의, 흐르는, 관계, 느낌

가슴

감정(emotion)이라는 말은 움직이는 에너지를 뜻하는 라틴어 '이모베레(emovere)'에서 유래한다. 둘째 차크라는 삶에서 우아하고 편안하게 움직이는 것과 연관되며, 또한 감정의 흐름, 즉 우리 안에서 감정의 폭풍이 일어나고 보이고 지나가도록 놓아두는 능력과 연관된다.

감정의 거센 파도가 밀려올 때 우리는 그 물결에 휩쓸릴 수도 있고, 감정들에 빠질 수도 있고, 감정들을 깊이 파묻거나 외면하고 부정할 수도 있다. 이런 행위와 반응은 감정들이 몸 안에 오래오래 남아 있게 한다. 이와 달리, 감정을 인정하고, 느끼고, 있는 그대로 받아들일 수도 있다.

잠시 질문해 보자. 당신은 어떤 감정들을 붙잡고 있는가? 혹은 어떤 감정들을 억누르고 있는가? 우리의 심리적 강들에 이렇게 다정한 주의를 기울이면, 그 강들은 다시 풀려나 자유롭게 흐르게 된다.

확언

나는 건전한 경계들이 있다.
나는 판단 없이 내 몸을 사랑하고 즐긴다.
나는 편안히 움직이고 자연스러운 흐름에 맡길 수 있다.
나는 즐거움을 주고받을 수 있다.

둘째 차크라를 위한 질문

– 당신은 자기 삶의 어떤 면을 기분 좋게 느끼고 싶은가?
– 오늘 나는 무엇을 만들어 내고 싶은가? 무엇을 하고 싶은가? 어떤 상태이고 싶은가?
– 오늘 나는 어떤 기분이고 싶은가?
– 당신은 자기의 감정을 무시하는 경향이 있는가?
– 당신은 삶에서 어떤 부분을 억제할 필요가 있는가? 삶의 어떤 부분을 이용할 필요가 있는가?
– 당신은 개인적 표현을 스스로 억제하거나 제한하는가?

몸

〉 둘째 차크라 수행 〈

엉덩이, 엉치뼈, 두 개의 골반뼈를 움직인다. 골반 부위를 확장하는 자세를 고려하라. 날개를 펄럭이는 나비 자세 같은 자세에서 부드럽게 흐르듯이 움직이면 이 차크라의 물의 몸을 활발하게 한다. 학생들이 골반 부위의 긴장을 풀게 권장하라.

고양이-소 동작

몸으로 자기를 표현하라. 가슴 부위 전체를 먼저 시계 방향으로, 그다음 반시계 방향으로 번갈아 돌리는 배럴 롤(barrel roll) 동작을 한다. 마음이 아니라 몸에서 나오는 크게 휘젓는 감각의 움직임이 되게 하라.

아기 자세

골반 속 깊은 곳에서 물 성분이 생식기를 적시고 자양분을 제공하거나 치유하는 것을 느껴라. 엉치뼈가 펴지고 넓어지며, 등 아랫부분 위의 피부가 부드러워진다.

다운독 자세

엉덩이 돌리기, 걷는 개 자세, 흐르는 움직임을 즐겨라.

백조 자세

다운독 개 자세로부터 백조 자세로 흐르듯이 움직이고, 자리 잡으면 가슴 부위를 유동적인 움직임으로 올리고 내린다. 백조 자세로 자리 잡고 근육의 힘을 내려놓을 때 좌우 골반을 느낀다. 이 차크라는 몸에 대한 사랑과 몸을 즐기는 것을 이해하게 해 주며, 부정적인 혼잣말이나 자기 판단을 내려놓으라고 한다.

수카아사나

앉은 고양이-소 자세라고도 한다. 수카아사나로 앉아 가슴 부위를 앞으로 누르고, 그다음 뒤로 기대며 등 윗부분을 구부린다. 수피 원운동을 하며 고양이-소 자세 움직임을 따른다. 척추를 시계 방향과 반시계 방향으로 돌린다. 이렇게 자신을 표현하는 느낌이 어떤가? 창조성을 즐길 수 있는가? 2분 동안 수카아사나로 구부린 뒤 반동으로 이동한다.

애벌레 자세

몸 뒤쪽의 근육들이 모두 아래로 스트레칭되는 것을 즐긴다. 골반 부위에 주의를 기울이고, 엉치뼈 위의 피부가 늘어나는 것을 느낀다.
확언: "나는 자연스러운 흐름에 맡길 수 있다."

개구리 자세

확언: "나는 판단하지 않으며, 몸이 편안하다."

스핑크스 자세

골반 앞쪽에 무게를 실어 바닥으로 누르며 골반이 넓어지는 것을 느낀다. 이 변형 자세에서 오른 다리를 90도로 쳐들고, 좌우 골반의 비대칭을 느낀다. 왼 다리로도 똑같이 반복한 뒤 스핑크스 자세로 돌아간다.

지지된 다리 자세
등 아랫부분을 누른다.

사바아사나
학생들이 '옴' 찬팅의 바다에 잠기게 인도한다.

둘째 차크라

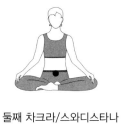
둘째 차크라/스와디스타나

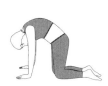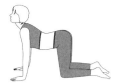
고양이-소 동작

아기 자세

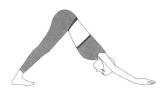
다운독 자세

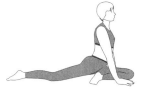
백조 자세

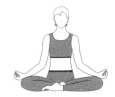
수카아사나

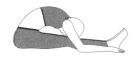
애벌레 자세

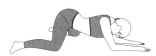
개구리 자세

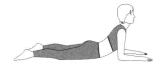
스핑크스 자세

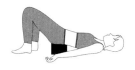
지지된 다리 자세

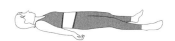
사바아사나

셋째 차크라: 용기, 확신, 코어

> *우리 뒤에 있는 것과 우리 앞에 있는 것은*
> *우리 안에 있는 것에 비하면 사소한 문제들이다.*
> 헨리 S. 하스킨스

마음
마니푸라 차크라

마니(Mani): 보석 | 푸라(Pura): 도시

셋째 차크라인 마니푸라(Manipura)는 보석의 도시, 즉 사람의 내면을 밝혀 주는 독특한 보석의 도시를 나타낸다. 셋째 차크라의 에너지는 우리가 개인의 힘으로 들어가도록 돕는다. 이 에너지 센터는 태양총 안에 있는 몸의 핵에 있으며, 우리에게 자존감과 자긍심, 확신, 결단과 의지를 준다.

우리가 우리 존재의 중력 중심까지 올라가면 자기 자신과의 관계에 도달한다. 이 불 같은 프라나의 중심은 생명력과 삶의 열정을 일으킨다. 이 중심은 균형 잡혀 있을 때 우리가 먹는 음식뿐 아니라 삶의 궤도까지 변형하도록 도와준다. 우리는 자신감을 가지게 되고, 높은 자존감을 느끼며, 자기 자신과 이런저런 일들을 가볍게 받아들이게 된다.

이 바퀴가 잘 정렬되면 우리는 어려운 상황에 과감히 머물고 극복하며, 단호히 행동하고, 내면의 힘과 동조한다. 세계 속에서 우리가 있는 곳이 좋다고 여기며, 숫양처럼 고집 세고 집요하게 삶을 밀어붙일 필요가 사라진다.

- 위치: 태양총
- 지배: 위, 췌장, 쓸개, 간, 부신
- 원소: 불
- 만트라: 람(ram)
- 색: 노란색
- 감각: 시각
- 어휘: 변형시키다, 의지력, 행동, 기여

가슴: 마니푸라 명상

편히 앉아 어깨를 골반 위에 정렬하고, 배의 긴장을 푼다. 마니푸라(Manipura) 위에 양손을 두는 요니 무드라(yoni mudra)를 해도 좋다. 마니푸라는 에너지가 모인 배의 오목한 곳에 있고 노란색이다. 배꼽 깊은 곳에 있는 노란 꽃을 상상한다.

배를 이완한다. 배에 힘을 주거나 수축할 필요가 없다. 앞서거나 경쟁하려 애쓸 필요가 없다.
긴장이 한 층씩 사라지는 것을 느낀다.
호흡이 내면의 열을 부드럽게 부채질하여 생명의 잉걸불이 서서히 타오르게 한다.
자기의 발전소에 숨을 불어넣을 때 힘든 애씀이 줄어드는 것을 느껴 보라.
호흡하여 모든 과잉 생산물을 내려놓는다.
호흡하여 계속되는 노력을 내려놓는다.
피부와 뼈, 스스로 부여하는 정체성을 넘어 호흡한다.
마지막으로 몇 번 더 호흡하면서 편안히 이완하며 자기의 완전함으로 들어간다.

확언

나는 나를 믿는다.
나는 사람들이 나를 바라보고 경청할 자격이 있다.
나는 행복할 자격이 있다.
나는 스스로 일어설 용기가 있다.

셋째 차크라를 위한 질문

- 나는 자신을 어떻게 생각하는가? 나는 자기를 믿고 확신하며 살아가는가?
- 나는 전사인가?
- 나는 오늘 강하다고 느끼는가?
- 나는 자주 내 힘을 포기해 버리는가?
- 나는 일을 잘해 나가는가, 아니면 뒤로 미루는가?
- 나는 나의 일에서 목적을 발견하는가?

몸

〉 셋째 차크라 수행 〈

셋째 차크라는 허리뼈(요추) 주위에 있고 허리뼈를 강화한다. 배꼽을 따뜻하게 하고 배꼽에 주의를 기울여 소화 센터에 연결하고 불 원소를 자극하는 자세를 고려하라.

단전 호흡

매트의 긴 쪽을 향해 양 다리를 벌리고 서서 발가락은 앞을 향한다. 무릎을 부드럽게 한다. 배꼽 센터인 '단전' 즉 기(氣)의 바다 앞에 두 손을, 마치 작은 단지를 잡고 있는 것처럼, 모은다. 꼬리뼈가 내려가고 양발이 바닥으로 가라앉고 펴진다고 느낀다. 배꼽 센터 속으로 길고 느린 호흡을 하며, 등 아랫부분과 배꼽이 확장되는 것을 느낀다. 숨을 들이쉴 때마다 코어에서 노란 꽃잎이 달린 꽃이 확장되고, 숨을 내쉴 때마다 오므려지고 부드러워지는 것을 상상하라.

악어 자세

배꼽 센터 아래에 담요를 접어 두고 그 위에 엎드린다. 그대로 머물며 담요 쪽으로 숨을 쉰다. 배에서 박동이나 맥박을 느낀다.

아기 자세

이 변형 자세에서 담요를 넓적다리와 배 사이에 끼우고, 담요 위로 몸을 굽힌다. 양손으로 가볍게 주먹 쥘 수도 있다. 양 주먹을 배의 살 부위에 묻고, 그 부위를 가볍게 마사지한다.

수카아사나

수카아사나로 편히 앉아 가볍게 움직인다. 몸무게를 좌우의 궁둥뼈에 고르게 얹는다. 손을 무릎 위에 얹고, 척추를 고양이-소 동작으로 움직이기 시작한다. 몇 차례 움직인 뒤, 척추를 시계 방향으로 돌려 코어를 따뜻하게 한다. 반시계 방향으로도 돌린다. 이제 양손을 가슴 부위 앞에 기도하듯이 모은다. 코어의 힘을 이용하여 몸을 좌우로 비튼다. 마지막으로, 앉은 수카아사나 비틀기 자세로 자리 잡는다.

스핑크스 자세

배를 대고 엎드려 양 팔뚝에 힘을 주고, 배는 단단하지 않게 한다. 길고 느린 호흡으로 배 속에 불꽃을 피운다.

지지된 애벌레 자세

양 다리를 앞으로 뻗고 앉는다. 볼스터를 넓적다리 위에 두고, 윗몸을 볼스터 위로 굽힌다.

반 요람 자세

오른 무릎을 가슴 부위로 껴안고, 간과 상행 결장이 눌리는 것을 느낀다. 그 자세로 1분 동안 있다가 다음 자세로 움직인다.

반 등자 자세

요람 자세에서 오른발을 하늘로 올린다. 발을 손으로 잡고 조금 당겨서, 무릎을 굽힐 때 넙다리뼈가 안쪽과 아래로 내려가는 걸 돕는다. 발을 잡은 손을 조금 느슨하게 한다. 오른쪽 어깨는 부드럽게 이완하여 바닥에 닿게 한다.
왼쪽에서도 반 요람 자세에서 반 등자 자세로 이동한다.

코어 비틀기 자세

누워서 무릎을 골반 위로 들고, 정강이가 바닥과 평행하게 한다. 양팔을 넓게 펴고, 양 다리 안쪽을 모아 주면서 45도 정도 오른쪽으로 내리고 그 자리에 들고 있는다. 코어의 힘으로 양 다리를 가운데로 가져오고, 그다음 양 다리를 왼쪽으로 45도 정도 내려서 들고 있는다. 이 동작을 몇 번 반복하고, 양 무릎을 구부린 채 한쪽으로 비틀어 내려놓는다.

셋째 차크라

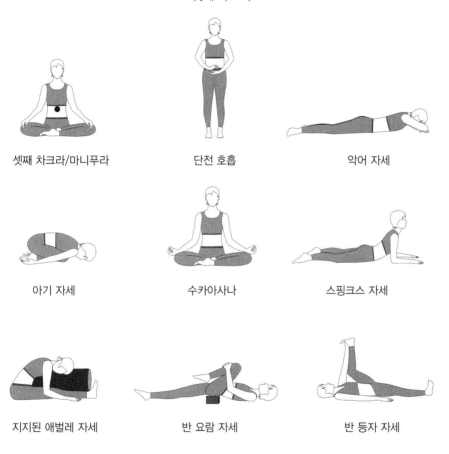

셋째 차크라/마니푸라   단전 호흡   악어 자세

아기 자세   수카아사나   스핑크스 자세

지지된 애벌레 자세   반 요람 자세   반 등자 자세

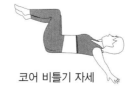

코어 비틀기 자세

넷째 차크라: 사랑, 주기, 받아들이기

가슴이 말할 때 주의 깊게 새겨들어라.
주디스 캠벨

마음
아나하타 차크라

아나하타(Anahata): 부딪히지 않고 나는 소리, 혹은 들리지 않는 소리

넷째 차크라인 아나하타(Anahata)는 우리의 내면 세계와 외부 세계가 합류하는 다리다. 이 차크라가 에너지적으로 하는 일은 우리 자신과 다른 사람들을 무조건적으로 사랑하도록 돕는 것이다.

- 위치: 가슴
- 지배: 허파, 가슴샘, 어깨, 가슴 부위, 등 윗부분
- 원소: 공기
- 만트라: 얌(yam)
- 색: 녹색
- 감각: 촉각
- 관련 어휘: 사랑, 용서, 자비, 서로 연결됨

가슴
이제 내면 세계와 외부 세계가 합류하는 다리를 만난다. 불 같은 마니푸라로부터 더 가볍고 더 사랑하는 아나하타 에너지로 들어간다.

균형 잡힌 넷째 차크라의 성질은 자비심, 기쁨, 용서다. 이 회전하는 에너지 발전소 안 깊은 곳에서 우리는 자기를 사랑하고 받아들이는 법을 배운다. 팔과 손을 통해 사랑을 주고받을 수 있으며, 보답을 기대하지 않고 섬길 수 있다. 트라우마, 거절, 상실을 통해 가슴 에너지가 침체되거나 막힐 수 있다.

확언

나는 다른 사람들과 나를 용서할 수 있다.

나는 기쁨과 사랑을 주고받을 수 있다.

나는 사랑받을 자격이 있다.

나는 아무 조건 없이 나 자신을 사랑한다.

나는 사랑받고 있고, 사랑받을 만하다.

넷째 차크라를 위한 질문

 – 나는 사랑을 주고받는 데 열려 있는가?

 – 나는 다른 사람들의 필요를 나의 필요보다 우선시하는가?

 – 자기 자신과 다른 사람들을 쉽게 용서할 수 있는가?

 – 나는 나 자신을 고립시켰는가, 혹은 상호의존적인가?

몸

〉 넷째 차크라 수행 〈

후굴과 등 윗부분에 집중한다. 후굴할 때 양 어깨와 가슴 부위를 활짝 연다. 그러면 글자 그대로 허파에 공기를 들여보내 더 자유로이 호흡할 수 있다. 허파, 복장뼈, 어깨, 팔, 손에 주의를 기울인다. 박티(Bhakti) 요가 즉 헌신 요가는 아나하타와 연관된다.

지지된 물고기 자세
이 첫째 후굴 자세로 육체와 에너지의 가슴 센터를 알아차린다.

가슴샘 두드리기
검지와 중지로 복장뼈 주위를 가볍게 두드린다. 이렇게 하면 가슴샘이 자극되고, 이 부위로 에너지가 증가하며, 면역력이 높아진다.

빌로마 (가지 4: 호흡' 중 110쪽을 참고하라)
숨을 다 들이쉬었을 때 잠시 멈춘다.

어깨뼈 아래 풀어 주기 자세
겨드랑이 아래에 블록을 대고 오른쪽으로 눕는다. 오른팔을 구부리고 오른손 위에 머리를 둔다. 블록 위에서 앞뒤로 가볍게 몸을 굴려 어떤 감각이 느껴지는 자리를 찾는다. 최적의 자리에 머무른다.

누운 붓다 자세
계속 오른쪽으로 누워 손바닥을 바닥에 대고 오른팔을 곧게 편다. 팔이 어깨에서 30도 벌어지게 한다. 오른쪽 갈비뼈가 바닥에 떨어지게 한다. 다시 오른쪽으로 다음 자세로 이동한다.

옆으로 반 나비 자세
왼쪽으로 몸을 숙이며 계속 몸의 오른쪽을 열고 늘인다. 왼쪽으로도 '어깨뼈 아래 풀어 주기 자세'로부터 '옆으로 반 나비 자세'까지 한다.

녹는 가슴 자세
양팔을 앞으로 뻗으면서 가슴이 해먹처럼 매달리게 한다.

수카아사나
편히 앉는다. 팔을 열고 닫으며 고양이-소 동작을 시작한다. 숨을 들이쉬며 양팔을 옆으로 열고, 가슴 부위를 앞으로 누른다. 숨을 내쉬며 양손을 뒤로 돌려 가운데에서 양 손바닥을 붙이고, 등을 활처럼 휘게 하고, 턱은 안으로 당긴다.

이 동작을 몇 번 반복하고, 몸의 뒷부분이 열리는 것을 느낀다. 수카아사나 접기 혹은 나비 접기 자세로 들어가 가슴 부위 뒤쪽을 연다. 갈비뼈들이 풀리는 것을 느낀다.

누워 비틀기 자세
몸을 비틀 때 가슴이 가벼워지고 하늘로 열리는 것을 느낀다.

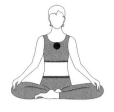

넷째 차크라/아나하타

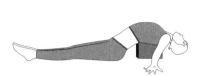

지지된 물고기 자세

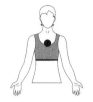

가슴샘 두드리기

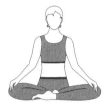

빌로마

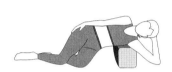

어깨뼈 아래 풀어 주기 자세

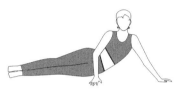

누운 붓다 자세

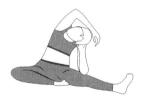

옆으로 반 나비 자세

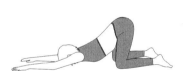

녹는 가슴 자세

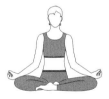

수카아사나

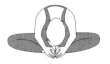

나비 자세

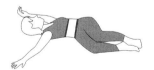

누워 비틀기 자세

다섯째 차크라: 진실, 명료함, 표현

말하기 전에 당신의 말이 세 개의 문을 통과하게 하라.
첫째 문에서는 "이 말이 진실한가?"를 자신에게 물어라.
둘째 문에서는 "이 말이 필요한가?"를 물어라.
셋째 문에서는 "이 말이 친절한가?"를 물어라.

루미

마음
비슛다 차크라

숫디(Shuddhi): 순수한/ 정화 │ 비(Vi): 강화하는 것

다섯째 차크라인 비슛다(Vishuddha)는 명료함과 순수함을 나타낸다. 비슛다가 에너지적으로 하는 일은
진실하게 자기를 표현하도록 안내하는 것이다.

- 위치 : 목구멍
- 지배: 입, 턱, 혀, 목구멍, 어깨, 목, 갑상선
- 원소: 소리와 에테르, 아카샤
- 만트라: 함(ham)
- 색: 파란색
- 감각: 소리
- 관련 어휘: 진실, 정렬, 정화

가슴
목구멍 깊숙이 다섯째 에너지 센터인 비슛다가 있다.

점차 위로 올라가는 차크라들 중에서 처음으로 나오는 고위의 차크라 혹은 영적 차크라다. 이 차크라의
에너지적 거처는 우리가 자기의 진실을 외부 세계로 표현하고 투사하는 방식과 우리의 내적 삶이 교차
하는 지점이다. 비슛다는 명료한 의사소통과 정직한 말을 나타낸다. 우리가 하는 말은 균형 잡혀 있을
때 우리의 가치 및 행위와 조화를 이루며, 우리는 말로 친절함과 공감, 연결됨을 표현한다.

반면에 우리가 하는 말이 균형을 잃으면, 우리는 원하는 것과 의도를 다른 사람들에게 표현하거나 소통하지 못하고, 자기 삶에 대한 권한을 갖지 못한 것처럼 느낄 수 있다. 우리는 의존하고, 애정에 굶주리고, 관심받기를 바랄 수 있다.

이 목구멍 센터의 에너지가 부족할 때는 수줍어하고 외부와 소통하기를 원하지 않아서 뒤로 물러날 수 있다. 자기 자신과 다른 사람들에게 매우 비판적인 태도를 보일 수도 있다.

우리가 가진 모든 생각과 감정은 말을 통해 외부로 표현된다. 목소리는 비슷다의 힘을 가지고 있으며, 우리가 내면 풍경의 에너지를 세계에 내놓는 방식이다. 잘 선택한 말을 사용하면 다른 사람들을 치유하고 힘을 줄 수 있으며, 상처받은 것을 용서할 수 있고, 자기를 창조적으로 표현할 수 있다. 자신이 원하는 것을 요청할 수 있고 경계를 설정할 수 있다.

당신이 누군가에게 표현하고 싶은 것이 무엇인지 잠시 생각해 보라. 그것은 당신의 내면에 갇혀 수년 혹은 수십 년 동안 외면당했다고 느껴지는 것일지 모른다. 아마도 그것은 "사랑합니다" 혹은 "용서합니다" 혹은 "미안합니다"라는 말일 것이다.
어쩌면 오늘이 이 세 가지 친절한 만트라를 말하여 내면에 있는 독성을 내보내는 날일 수도 있다. 그 만트라들은 다른 사람을 치유하는 힘이 있을 뿐만 아니라, 더 중요하게는 우리 자신을 치유하는 능력이 있다.

확언
나는 정직하고 진실하게 산다.
나는 나를 표현할 수 있고, 내게 필요한 것을 전할 수 있다.
나의 말은 내가 믿는 것을 정직하게 반영한다.
나는 말을 할 권리가 있다.

다섯째 차크라를 위한 질문
- 당신이 세상에 말하고 싶은 것은 무엇인가? 당신이 입 밖에 내지 않고 억누르는 말은 무엇인가? 목소리를 내거나 말해야 할 필요가 있는 것은 무엇인가?
- 나의 생각과 말과 행동은 일치하는가?
- 나는 소리 내어 말하는 데 부끄러움을 느끼는가? 아니면 대화를 주도하는 편인가?
- 나는 말을 사용해서 힘을 주고 치유하려 하는가, 아니면 상대를 무너뜨리거나 상처 주려 하는가?

〉다섯째 차크라 수행 〈

비슷다는 만트라의 힘으로 계발한다. 어떤 도구의 단추를 누르듯이, 비자(bija, 씨앗) 만트라 '함(ham)'을 반복하고 찬가(kirtan)를 노래하거나 찬팅할 때 공명으로 이 차크라의 균형을 잡는다.
목구멍 부위를 열거나 닫는 자세에 집중한다. 만트라와 찬팅을 이용하여 목에서 3차원적으로 진동을 올린다. '사자 호흡'을 별개의 자세로 할 수도 있고 여러 자세에 통합할 수도 있다. 사자 호흡을 하려면 숨을 들이쉬고, 입을 벌리고, 혀를 내밀고 목구멍 뒤에서 크게 하아아아아아 소리를 내며 숨을 내쉰다. 또는 비자 만트라 '함'을 이용해서 목구멍 차크라의 근육들을 수축시킬 수도 있다.

브라마리
브라마리(Bhramari) 프라나야마의 마지막에 잘란다라 반다(턱 잠금)를 한다. 숨을 깊이 들이쉬고, 백조의 목처럼 목구멍을 위로 뒤로 당겨, 목에서 프라나가 당겨지고 봉해지는 것을 느낀다. 호흡을 멈추고, 턱을 풀어 주고, 숨을 내쉰다.

목 돌리기
목은 머리와 가슴을 연결한다. 목걸이의 외형을 따라가듯이 가슴 부위 위로 반원을 그리며 목을 돌려 준다.

목 늘이기
오른쪽 귀를 오른쪽 어깨에 댄다. 왼손을 왼쪽 귀 위에 가볍게 댈 수 있다.

고양이-소 동작
목구멍을 열고 닫는다.

아기 자세
이 수행을 하는 의도를 세운다.

스핑크스 자세
하루 동안 목을 어디에 두는지 생각해 보라. 턱을 앞으로 내밀고 있는가? 이 자세를 이용해서 하루 내내 하는 습관을 보완한다. 아래로 앞으로 바라보는 것과 턱을 들고 위를 바라보는 것 중 하나를 선택하라.

반 안장 자세
오른 무릎을 뒤로 구부리고, 오른발을 오른쪽 골반 옆에 둔다. 왼 무릎은 곧게 펴거나, 왼발을 바닥에 대고 굽히거나, 반 나비 자세로 옆으로 할 수 있다. 반 안장 자세를 좌우로 한다.

지지된 물고기 자세
이 자세는 목구멍과 가슴 부위를 열어 준다. 당신은 내면의 생각과 욕망을 외부 세계에 어떻게 표현하는가?

달팽이 자세
이 자세는 목구멍을 닫는다. 표현될 필요가 있는 것을 어떻게 내면에 저장해 두는가?

옴의 바다
학생들이 스스로 시간을 정해 그들이 원하는 곳에서 시작하고 끝내며 '옴(aum)'을 다섯 차례 찬팅하게 한다. 그러면 목소리들이 겹칠 것이다. 고요히 앉아 그 에너지를 흡수한다.

다섯째 차크라

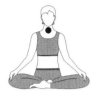

다섯째 차크라/비슛다

브라마리

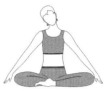

목 돌리기

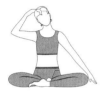

목 늘이기

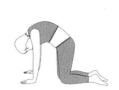

고양이-소 동작

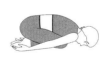

아기 자세

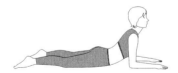

스핑크스 자세

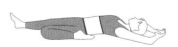

반 안장 자세

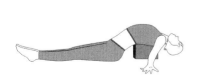

지지된 물고기 자세

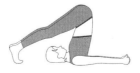

달팽이 자세

옴의 바다

여섯째 차크라: 시각, 통찰, 직관

마음
아즈나 차크라

아즈나(Ajna): 명령하다, 소환 혹은 구루

여섯째 차크라인 아즈나(Ajna)는 권위, 지각, 지혜를 나타내며, '구루 차크라' 혹은 '제3의 눈 차크라'라고도 한다. 아즈나의 에너지가 하는 일은 우리가 영적, 감정적, 정신적 차원에서 우리 자신을 더 친밀하게 알도록 돕는 것이다.

- 위치: 눈높이보다 위, 이마의 중심
- 지배: 뇌하수체, 셋째 눈 센터, 눈을 통해 세상을 명확히 볼 수 있는 능력
- 원소: 빛
- 만트라: 옴(aum)
- 색: 보라색
- 감각: 여섯째 감각
- 관련 어휘: 내적 지혜, 새벽과 해질녘, 앎, 구루, 꿈

가슴
마음 깊은 곳에 직관적 통찰과 시각이 있는 아즈나가 있다. 이 내적 시각의 차크라는 우리가 삶을 우리의 생각대로가 아니라 있는 그대로 볼 수 있는 능력을 지배한다. 우리는 그냥 보는 것을 넘어서, 두려움과 판단으로 조건 지어진 협소한 시야의 표면을 넘어서 볼 수 있다. 아즈나를 통해 명료함, 지혜, 직관을 얻고 영혼의 눈으로 삶을 볼 수 있다. 고대 문헌에서 예언자는 지각을 넘어 본질을 봄으로써 이해를 얻은 사람이었다.

드리쉬티(drishti)는 '시각' 혹은 지혜를 의미하는 산스크리트어다. 드리쉬티는 아즈나처럼 지각의 렌즈를 통해 보는 신체적 행위를 넘어서고, 눈에 보이는 세계를 육체적, 정신적, 감정적으로 해석하는 것을 넘어선다.

주의는 우리에게 있는 가장 귀중한 것이다. 우리의 눈이 가는 곳으로 결국 마음과 몸도 간다. 그러므로 우리는 하루 중 많은 시간을, 눈에 보이는 것으로 인해 주의가 산만한 채로 보내고 눈을 통해 세계에 사로잡힐 수 있다. 눈은 맥락 없이 판단한다.

여러 지류일 때보다 하나의 물길일 때 강은 더 강력하다. 아즈나는 눈 너머의 집중하여 보는 힘을 이용하여 더 명료하게 보고 알아차리도록 권한다. 눈 센터에서 에너지가 균형을 이루면 우리는 더 직관적이고, 집단의식에 더 연결되고, 사물을 형태를 넘어 명확하고 상징적으로 볼 수 있으며, 꿈을 시각화하고 기억할 수 있다.

확언
나는 필요한 모든 대답을 내면에서 본다.
나의 내면의 스승을 신뢰한다.
나는 모든 것을 명료하게 본다.

여섯째 차크라를 위한 질문
- 나는 직관을 신뢰하는가?
- 새로운 정보에, 혹은 삶에 접근하는 새로운 방식에 마음을 열고 있는가?
- 자주 혼란스럽거나, 선택하고 결정하기가 어려운가?
- 지나치게 분석적인가?
- 마음과 생각이 명료한가?

몸

〉여섯째 차크라 수행 〈

수련하는 동안 도구 위에 이마 얹어 놓기를 고려해 보라. 마사지, 안잘리 무드라, 눈 요가를 하여 눈 사이 공간을 알아차리는 데 집중한다. 학생들이 두 눈 사이와 주위의 피부를 풀어 주고, 수행하는 동안 내면을 보도록 권유한다. 드리쉬티 수행, 즉 촛불 응시 수행을 하면 눈을 이완하고 마음을 집중하는 데 도움이 된다. 접지하고 평온하게 하는 회복 요가 자세를 해 본다. 지나치게 머리를 쓰고 있을 때 접지하는 자세를 하면 에너지를 아래로 내리는 데 좋다.

완전히 엎드리기 자세
바닥에 엎드려 친 무드라로 양손을 앞으로 뻗는다. 제3의 눈 센터를 바닥에 내려놓는다.

악어 자세
팔뚝을 붙잡고 그 위에 이마를 내려놓는다.

스핑크스 자세
팔뚝으로 받치고 윗몸을 일으킨다. 눈길이 어디에 있는지 본다.

아기 자세
머리를 내려놓고 가볍게 좌우로 돌려 마음의 앞을 마사지한다.

세이자(무릎 꿇고 앉은) 자세 – 눈 요가
장딴지 위에 앉는다. 양 손바닥을 문질러 따뜻하게 한 다음, 두 눈 위에 댄다(그림 1). 검지와 중지로 눈 사이 부위를 가볍게 두드린다(그림 2). 보는 눈에 더 집중하는 다른 기법은 눈 요가다. 12시, 6시, 3시, 9시 방향 등을 올려다본다.

매달리기 자세
이마 아래에 블록을 사용한다. 블록 위에 머리를 내려놓는 데 어려움을 느끼는 학생들은 양 다리를 더 넓게 벌리게 한다.

지지된 사슴 비틀기 자세
볼스터 위에서 비튼다. 양 무릎을 오른쪽으로 돌리고, 볼스터를 오른쪽 골반 앞에 두고, 가슴 부위를 돌려 볼스터 위에 둔다.

잠자리 자세
쭉 뻗은 두 다리 사이에 볼스터를 두고, 머리를 볼스터 위에 내려놓는다.

신발끈 자세
오른 무릎을 왼 무릎 위로 교차시켜 양 무릎을 포갠다. 오른팔로 왼 팔꿈치 아래를 감싸고, 양 팔을 비틀어 양 손바닥을 붙인다. 엄지손가락을 제3의 눈 센터에 두고 몸을 앞으로 굽힌다.

찬드라 베다나와 수리야 베다나
태양 통로와 달 통로를 통해 숨을 들이쉰다. 왼쪽 통로로 길고 느리게 숨을 들이쉰다. 마치 양 눈 사이 공간으로 숨을 끌어당기는 것처럼 느낀다. 세 번 숨을 들이쉬고 내쉰다.

오른쪽 통로로 바꾸어 세 번 숨을 들이쉬고 내쉰다.

양 콧구멍으로 세 번 완전한 호흡을 마친다.

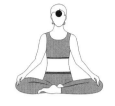

여섯째 차크라/아즈나

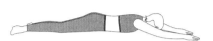

완전히 엎드리기 자세

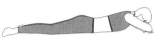

악어 자세

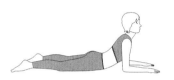

스핑크스 자세

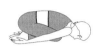

아기 자세

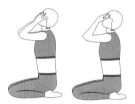

(그림 1) 세이자 자세 (그림 2)

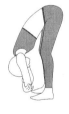

매달리기 자세

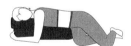

지지된 사슴 비틀기 자세

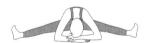

잠자리 자세

신발끈 자세

찬드라와 수리야

차크라 명상

니야사(Nyasa)는 안에 둔다는 뜻이다.

니야사 수행을 하는 동안 조심스럽게 몸의 한 부위에 주의를 기울인다. 이 명상을 할 때 진동이나 만트라를 차크라 안에 둔다. 각 씨앗 소리를 낸 뒤 조용히 앉아, 내면에 귀 기울여 브리띠(vritti) 즉 생각을 듣는다.

잠시 편안한 자리에 앉아 내면의 평온한 느낌을 찾는다.
뇌와 척추에 주의를 기울인다. 뇌와 척추가 액체 속에 떠 있는 것처럼 느낀다. 숨을 들이쉴 때 숨이 액체를 따라 척추 위로 올라가고 ⋯ 숨을 내쉴 때 아래로 헤엄치는 것을 따라간다.
이제 꼬리뼈에 집중한다. 숨을 들이쉴 때 숨을 척추 아래 꼬리뼈 속으로 당긴다 ⋯ 그리고 숨을 내쉴 때 빨간색을 마음속에 그린다 ⋯ 씨앗 소리는 람(lam)이다 ⋯
아랫배에 주의를 기울인다. 이 부위는 둘째 차크라의 자리다 ⋯ 숨을 들이쉴 때 아랫배에 주의를 기울이고 아랫배가 이완하는 것을 느낀다. 색은 오렌지색이고 씨앗 소리는 밤(vam)이다 ⋯
이제 에너지와 의식을 우리 힘의 자리인 태양총에 기울인다 ⋯ 색은 노란색이고 씨앗 소리는 람(ram)이다. 배꼽 센터에 주의를 기울이고 람, 람, 람⋯ 소리를 가만히 반복한다.
이제 심장에 주의를 기울인다. 숨을 들이쉴 때 심장을 사랑과 주의로 채운다. 심장 박동을 느낀다 ⋯ 녹색 그림자가 심장을 둘러싸고 덮게 한다 ⋯ 숨을 들이쉴 때 육체의 심장 센터와 에너지의 심장 센터를 씨앗 소리 얌(yam)으로 채운다 ⋯
이제 목구멍에 주의를 기울인다. 깊고 투명한 푸른빛 맑은 숨을 목구멍 공간으로 들이쉰다. 마치 그 부위를 더 명료하게 하는 것처럼. 자신이 함(ham)을 표현하며 진동하는 것을 느낀다 ⋯ 목구멍을 3차원적으로 채운다 ⋯
다음에 뇌 센터로 이동한다. 눈 뒤에 보라색 빛이 있다고 상상한다 ⋯ 그 지점에 모든 시력을 끌어들이고, 옴(om) 진동이 머릿속을 씻는 것을 느낀다 ⋯
머리 위 공간에 주의를 기울인다. 여기는 천 개의 연꽃잎 사하스라라가 있는 곳이다. 밝고 수정처럼 맑은 순수한 빛이 머리 꼭대기에서 빛나는 것을 본다 ⋯
이제 천 개 연꽃잎으로부터 척추 맨 밑부분까지 숨을 들이쉬고, 뿌리부터 머리끝까지 숨을 내쉰다.
마지막으로, 모든 노력을 내려놓고, 내면을 느끼고 경청한다.

전통 중의학

전통 중국 의학은 연관성에 대한 이해를 바탕으로 만들어졌다. 인간의 건강은 마음, 몸, 영의 조화, 그리고 우리가 외부 세계와 맺는 관계에 의존한다.
우리는 가족, 친구, 사회 전체와 연관되어 있다. 우리는 본래 자연의 힘과 우리가 사는 물리적 세계에 의해 형성된다.

이 전체론적 의학 체계에서 몸과 마음과 영의 불편함과 부조화는 모두 우리가 자신과 맺은 관계, 우리가 사는 세계와 맺은 관계로부터 일어난다고 여겨진다.

전통 중국 의학에는 다섯 원소(5행)가 있으며, 그것은 (여름과는 다른 것으로 간주하는 늦여름을 포함한) 다섯 계절과 연관된다. 그 다섯 원소는 자연이라는 외부 우주와 우리 안의 내적 세계를 나타내는 지도다. 다섯 원소를 오케스트라의 악기들이라고 생각해 보라. 그것들이 모두 서로 조화를 이루어야 노래가 듣기 좋고, 우리도 조화롭고 건강한 삶을 살 수 있다.

다섯 원소는 금속, 물, 나무, 불, 흙이다.

전통 중의학에 따르면, 우리는 이 다섯 원소로 이루어져 있다. 하지만 종종 그중 한 원소가 더 우세하거나 체질을 좌우한다. 우리가 어떤 원소인지를 알면 우리의 성향을 이해하고 우리 안의 부조화들을 더 분명히 보는 데 도움이 된다. 그것을 알면 우리의 행동을 이해하고 조절할 수 있으며, 균형을 유지하는 수행을 할 수 있다.

원소들의 특성
- 금속: 규율 바른, 식별하는, 지적인, 정확한, 구조적인
- 물: 자제심 있는, 내성적인, 의지가 강한, 융통성 있는, 성취하는 사람
- 나무: 모험을 좋아하는, 확신하는, 결연한, 경쟁적인
- 불: 카리스마 있는, 열정적인, 원기 왕성한, 약동하는
- 땅: 조정자, 협상가, 양육하는, 기반한

요가 수업에서 전통 중의학을 테마로 할 때 몇 가지 접근법을 이용할 수 있다.
- 학생들이 계절의 원리를 이용하도록 권장한다. 환경의 영향과 자연스러운 조화를 이루며 살고 일

할 때, 우리의 삶은 더 조화로워진다. 예를 들어, 봄에는 자연의 기운을 받아 온 땅이 활짝 피어난다. 어떤 계획을 실행하고 싶은가? 당신은 어디에서 피어나고 성장하고 싶은가?

♦ 신체 장기의 특성에 맞추어 운동한다. 예를 들어, 간 에너지가 균형을 잃으면 갑갑하거나 좌절감을 느낄 수 있다. 어떻게 해야 이 에너지의 방향을 바꾸어 비전, 계획 세우기, 생산으로 돌릴 수 있을까?

♦ 신체 장기들이 짝을 이루고 있으므로 일반적인 신체의 쌍을 본보기 삼을 수 있다. 예를 들어, 봄에는 다리 안쪽과 몸 옆면을 위한 자세를 선택한다. 그 자세들이 간과 쓸개의 경락을 목표로 삼기 때문이다.

전통 중의학은 전체론적 관점으로 신체 장기를 본다. 장기의 육체적 성질을 이해하는 동시에 장기의 에너지 경향과 감정적, 심리적 경향도 고려한다.

인요가의 자세들은 에너지 통로에 부드러운 압력을 가함으로써 작용하며, 그것은 독소와 에너지 정체를 제거하는 데 도움이 된다. 제안된 자세들은 특정한 경락에 적용되지만, 하나의 자세가 상호연결된 근막 체계를 통해 다른 많은 에너지 경로들에 영향을 주고 그것을 바꿀 수 있음을 알아야 한다.

가을: 놓아 버리기

> 어떤 것도 우리가 알아야 할 것을 가르쳐 주기 전에는 사라지지 않는다.
>
> 페마 쵸드론

이 계절에 내가 놓아 버려야 하는 것은 무엇인가?

마음

원소: 금속   인 장기: 허파
감정: 비탄, 슬픔   양 장기: 대장

금속 원소를 위한 테마

우리 안의 금속 원소는 자기를 가치 있게 느끼는 마음과 자존감을 준다. 금속이 땅에 가치를 더하듯이, 우리 안의 '금속 원소'는 우리 자신의 가치를 인식하는 것이다. 내면에서 금속 원소가 균형을 잃으면 우리의 존재와 독특한 자질이라는 선물을 보지 못하기 쉽다.

금속 원소는 땅에 구조를 부여하고, 금속성인 사람은 구조, 정확성, 정해진 과정을 좋아한다. 또 단정함과 정리되어 있는 것을 좋아하고 완벽주의 경향이 있다.

금속은 빛나고 광택이 난다.

금속성인 마음은 영감을 주고 날카롭고 지적이다. 그런 성격은 식별과 분석에 뛰어나다.

금속 원소가 과도할 때 그 원소는 지나치게 엄격하고 경직되거나 독단적일 수 있으며, '놓아 버리지' 못한다. 다른 사람들이 다가올 수 있으려면 이렇게 완고한 갑옷 같은 경계를 유연하게 할 필요가 있다.

금속 원소인 사람을 위한 질문

  – 자신이 귀중하며, 사람들이 자신을 원하고 필요로 한다고 느끼는가?
  – 필요하면 놓아 버릴 수 있는가?
  – 필요하면 비통해할 수 있는가?

자신의 가치를 보는 것, 봄맞이 청소와 대청소, 일기 쓰기 같은 놓아 버리기 실천은 모두 우리 안의 금속 원소에 귀중하다.

가슴

전통 중의학에서 가을은 놓아 버리는 때, 겨울과 흙의 원소로 돌아갈 준비를 하는 때다. 쉼과 자제의 시기다.

순환 중 이 부분에서 우리는 가을이 제공하는 것을 모두 받아들였다. 우리는 여름의 풍부함과 가득함을 다시 흙으로 돌려보내 분해되게 한다.

나무에서 잎이 떨어지듯이 우리는 항상 가득할 수 없으며, 모든 것을 놓아 버려야 할 때가 온다. 나무는 스스로 자유로워지고, 텅 비어 있음으로 돌아가 기꺼이 순환을 다시 시작한다. 자연은 우리에게 생기 없고 더이상 도움이 되지 않는 것을 놓아 버리고, 내면으로 시선을 돌리며, 생산과 애씀을 놓아 버리라는 가르침을 준다.

몸

허파

육체의 허파는 호흡을 조절하고 산소를 배분한다.

전통 중의학에서 허파 요소는 하늘에서 기를 받아들이는 것처럼, 우리가 무엇을 받아들이고 처리하며,

필요 없는 것을 걸러 내는 능력과 연관된다. 숨을 들이쉰 뒤에는 항상 내쉬어야 한다.

고대 중의학에 따르면, 허파 요소는 '수상(내각의 최고 책임자)'이라 불렸고 '형체를 가진 영혼'의 집이다. 약해진 허파와 연관된 감정은 비탄이다. 비탄과 슬픔은 가을의 나뭇잎이 춤추며 땅에 떨어지듯이 아름다운 모습으로 처리하고 땅으로 내려 보내야 한다.

대장
대장은 액체를 흡수하고, 음식과 독소와 감정에서 필요 없는 것을 배출하여 몸과 마음과 영을 정화한다.
허파와 결장은 조화롭게 작동한다. 허파는 순수하고 상쾌한 가을 공기를 받아들이고, 결장은 노폐물을 제거한다.

우리는 삶에서 받아들임과 놓아 버림, 두 가지를 모두 할 수 있어야 한다.
배 앞과 가슴 부위, 팔의 앞쪽 끝부분을 여는 자세에 집중할 때 허파 경락과 대장 경락이 자극된다.
   ♦ 옆으로 반 나비 자세
   ♦ 무릎 벌린 아기 자세와 비틀기
   ♦ 팔을 머리 위로 든 바나나아사나
   ♦ 녹는 가슴 자세
   ♦ 고양이 꼬리 자세

인요가 자세는 주로 아랫몸 자세다. 몇 가지 윗몸 인요가 자세가 있는데, 허파 경락과 대장 경락을 목표 부위로 하는 데 이용할 수 있다.
   ♦ 부러진 날개 자세: 엎드린, 혹은 아기 자세로부터.
   ♦ 뻗은 날개 자세: 부러진 날개 자세의 한 팔 변형
   ♦ 앉은 신발끈 자세의 변형
      • 소 팔 자세
      • 독수리 팔 자세
      • 거꾸로 나마스테 자세

〉가을 시퀀스 〈

녹는 가슴 자세

팔과 어깨를 열면서 수행을 시작한다. 겨드랑이가 녹는 것처럼 느낀다. 어깨로부터 팔 안쪽을 따라 손목과 손까지 내려가는 정중(正中) 신경에 주의를 기울인다. 녹는 가슴 자세에서는

- 손가락을 가볍게 구부리고 풀어 준다.
- 엄지손가락을 집게손가락에서 멀어지게 뻗어 준다.
- 손의 맨 밑부분을 들지만, 손가락 뿌리는 아래로 한다.

손 움직임의 활동과 에너지가 어깨 속으로 가로지르는 것을 느껴라.

아기 자세 비틀기

다리를 넓게 벌린 아기 자세를 한다. 오른팔을 가슴 부위 아래로 끼워 넣고 약간 왼쪽으로 비튼다. 머리는 부드럽게 받친다.

뻗은 날개 자세

엎드려서 오른팔을 어깨와 같은 높이로 옆으로 뻗는다. 마치 왼쪽으로 코브라 자세를 하려는 듯이, 왼손가락들을 가슴 부위 옆 바닥에 댄다. 왼발 뒤꿈치를 왼쪽 궁둥뼈로 차올리고, 연필처럼 오른쪽으로 몸을 굴린다. 왼발이 바닥에 닿을 것이다. 이 자세가 너무 강하면 반대 방향으로 조금 풀어 준다.

코브라 쳐 들기 자세

다시 몸을 굴려 엎드리고 등을 활처럼 휘어 코브라 자세 혹은 물개 자세를 한다. 호흡에 따라 흐르듯이 몸을 올리고 내리기를 3번 한다.
뻗은 날개 자세를 반대쪽으로 반복하고, 이어서 흐르는 것처럼 코브라 쳐들기 자세를 한다.

고양이 꼬리 자세

오른쪽으로 몸을 굴리고, 머리를 팔 위에 둔다. 왼 무릎을 구부려 앞쪽 바닥에 내려놓는다. 왼손을 뒤로 뻗어 오른발이나 오른 발목을 잡는다. 이제 등 뒤 바닥에 기댄다.

바나나아사나

골반을 매트의 가운데로 움직인다. 게처럼 걸어 매트의 위쪽 오른편 구석으로 몸을 가져가고, 양다리는 매트의 오른쪽 아래 구석에 둔다. 양팔을 머리 위로 뻗고, 원하면 오른손으로 왼 손목을 붙잡고 가볍게 당긴다.

지지된 물고기 자세

누워서 볼스터나 블록으로 등 가운데를 받친다. 받침 위에 기댈 때 머리와 목구멍이 확실히 편안해야 한다. 이 자세에서 세 번 호흡한다. 허파를 바닥부터 채운다고 상상한다. 허파의 바닥으로 숨을 들이쉬고, 멈추고, 허파의 중간으로 숨을 더 들이쉬고, 멈추고, 마지막으로 숨을 들이쉬며 허파의 상부까지 채운다. 숨을 내쉰다. 몇 번 더 반복한다.

사바아사나 혹은 오각형 자세

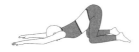

녹는 가슴 자세

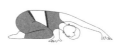

아기 자세 비틀기

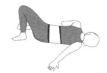

뻗은 날개 자세

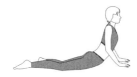

코브라 쳐들기 자세

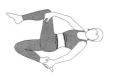

고양이 꼬리 자세

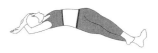

바나나아사나

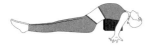

지지된 물고기 자세

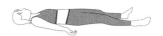

사바아사나

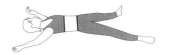

오각형 자세

겨울: 물 저장소

긴장을 내려놓고 이완되게 한다.
두려움을 내려놓고 용기를 낸다.
가로막는 산을 돌아 흐를 수 있도록 저항을 내려놓는다.
확신을 더 기를 수 있도록 우유부단함을 내려놓는다.
분주함을 내려놓고 치유를 촉진한다.

나는 어떤 방식들로 자신을 압박하는가?

마음

원소: 물	인 장기: 신장
감정: 두려움, 용기	양 장기: 방광

물 원소를 위한 테마

물 원소의 특성을 가진 사람의 에너지는 창조적이고 예술적이며 부드럽고 잘 흐른다. 그들은 힘이 있고 결단력이 있으며, 필요할 때는 익숙한 상황과 장소를 기꺼이 벗어날 줄 안다. 그들은 삶에서 흘러가고 싶은 곳에 이르는 데 필요한 에너지를 아주 많이 가지고 있다. 그래서 고갈되었다고 느낄 때까지 시간과 에너지를 지나치게 쏟아부을 수 있다.

물 원소는 균형 잡혀 있을 때 우리의 지혜, 온화함, 편안함, 유연성을 증가시킨다.
물은 땅 표면 아래에 보이지 않게 묻혀 있는 액체이며, 삶을 헤쳐 나가는 데 필요한 가능성과 힘이 담겨 있다. 물 원소는 탄생과 삶, 생명의 정수를 다스리며, 콩팥에 저장되어 있다.

물 원소인 사람을 위한 질문

- 나는 마음과 몸의 자원을 고갈시키지 않고 현명하게 사용하는가?
- 나는 되도록 삶을 단순하게 하는 선택을 하는가?
- 나는 편히 쉬는 시간, 계획되지 않은 느슨한 시간을 삶에 포함하는가?

스트레스 관리, 에너지 수준 점검, 삶이 균형 잡히게 하는 것은 우리 안에 있는 물 원소가 균형을 이루게 하는 실천이다.

가슴

낮이 어두워지고 짧아지면, 자연은 우리에게 인의 계절인 겨울을 향해 내면을 돌아보라고 한다. 겨울은 한 해 중에서 인요가 자세로 자기를 보살핌으로써 에너지를 저장고에 쌓아 놓기에 가장 좋은 시기다.

전통 중의학에서 겨울은 휴식, 성찰, 회복, 저장의 시기다.

우리의 일하는 능력과 쉬는 능력이 균형 잡히게 하는 장기는 가장 안쪽에 있는 콩팥이다.

정신적으로든 육체적으로든 감정적으로든 고갈되면, 우리는 몸의 저장고에 있는 것을 축내고 생명력을 소진할 수 있다.

몸

콩팥

콩팥은 주먹 크기인 두 개의 콩 모양 장기다. 가슴우리(흉곽) 바로 아래, 척추의 양옆에 있다. 콩팥은 혈액, 림프액, 관절낭액, 뇌척수액, 간질액 등 체액을 거르고 해독한다.

건강한 콩팥 요소의 에너지는 몸에서 내부의 유사 면역 반응을 제공한다. 육체적, 정신적으로 끝까지 밀어붙이거나 에너지 공급을 고갈시키면 콩팥 요소의 에너지가 균형을 잃게 된다. 두려움, 무기력, 등 아랫부분 통증은 콩팥 요소가 고갈되었음을 나타내는 흔한 증상이다.

다리 안쪽, 내전근, 몸의 앞쪽을 자극하는 자세들은 콩팥 경락을 목표 부위로 삼는다.

- ♦ 나비 자세
- ♦ 신발끈 자세
- ♦ 부교 자세: 콩팥을 '해먹처럼 매다는' 자세
- ♦ 잠자리 자세
- ♦ 개구리 자세
- ♦ 안장 자세
- ♦ 물개 자세와 스핑크스 자세

방광

전통 중의학에서 방광은 '저장부 장관'이라 하고, 신장을 거쳐 온 소변 노폐액을 저장하고 배설하는 일을 담당한다.

하나의 에너지 체계로서 방광 통로는 척추의 양편에서 등을 따라 흐르며, 신경계와 투쟁-도피 반응을 조절하고 영향을 준다. 등에서 에너지를 방출하고 다루는 것은 육체적, 심리적으로 저장된 긴장을 푸는 데 도움이 된다고 한다.

스트레스, 두려움, 과로는 이 계열 에너지의 적이다.

오금을 비롯해 몸의 뒤쪽을 자극하는 자세들은 방광 경락에 영향을 준다.

- ♦ 전굴 자세
- ♦ 아기 자세
- ♦ 매달리기 자세
- ♦ 나비 자세
- ♦ 물개 자세와 스핑크스 자세
- ♦ 달팽이 자세

〉 겨울 시퀀스 〈

수련에 반동과 공간을 많이 넣어 무위(無爲)의 개념을 강조하라.

삶의 문에 노크하기
이 자세는 콩팥 부위를 탄탄하게 한다.
('양의 움직임'을 보라)

나비 자세
생명의 저장소를 늘이고, 거기에 숨을 불어넣는다.

부교 자세
이 자세는 육체의 콩팥 부위를 알아차리는 데 도움이 된다. 등 아랫부분을 부드럽게 이완한다. 다리를 나비 자세로 해서 넓적다리 안쪽을 자극한다.

반 나비 자세
다리 안쪽과 몸의 뒷선에 작용한다. 다음과 같은 변형 자세를 해 본다.
- 오른 다리를 뒤로 구부린다.
- 오른 발바닥을 왼 다리에 대고 있는다.
- 두 다리 사이로 윗몸을 굽힌다.
- 뻗은 다리 위로 윗몸을 굽힌다.

반 안장 자세
오른 무릎을 뒤로 구부린 채 곧바로 반 안장 자세를 한다. 등 아래에 블록을 두어서 콩팥 부위를 누른다. 엉치뼈 아래 블록을 두는 반 안장 자세는 훌륭한 대안이다.
반 나비 자세에서 반 안장 자세로 바꾸는 동작을 왼쪽으로 반복한다.

물개 자세 혹은 스핑크스 자세
몸의 뒷선과 몸의 앞선을 자극하는 자세다. 또한 콩팥 부위 주변의 등 아랫부분에 가벼운 압박을 느낀다.

아기 자세
배의 앞쪽과 척추, 등 주위를 따라 압박을 느낀다.

사바아사나
물 위에 떠 있다고 상상한다. 물은 여성성을 끌
어당기고, 여성적이며, 가장 단단한 원소도 부드

럽게 만들 수 있고, 어떤 장애물도 부드럽게 돌
아갈 수 있다. 물은 놓아주고 놓아 버린다.

겨울

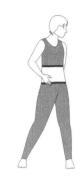

삶의 문에 노크하기

나비 자세

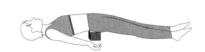

부교 자세

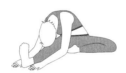

반 나비 자세

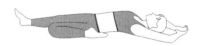

반 안장 자세

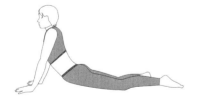

물개 자세

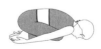

아기 자세

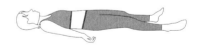

사바아사나

봄: 성장

나는 무엇이 번성하고 성장하는 것을 보고 싶은가?

마음

원소: 나무	인 장기: 간
감정: 분노	양 장기: 쓸개

나무 원소를 위한 테마

나무 원소인 사람들은 창조적이고 확신이 있다. 나무 원소인 사람들은 균형 잡혀 있을 때 성장과 확장을 추구하고, 리더십을 발휘하며, 대나무 같은 유연성을 보인다. 그들은 단정적이고 외향적인 경향이 있다. 다정하고 관대한 나무의 성질을 가진 이 사람들은 삶을 긍정적 관점으로 본다.

나무 원소인 사람은 균형을 잃으면 짜증 내고 좌절하며 분노를 경험할 수 있다. 변화하고 성장하고 싶지만 갇혀 있는 것 같고 억제당하는 것 같고 삶의 계획들이 계속 좌절될 때의 기분을 상상해 보라.

식물이 잘 자라려면 토양의 건강이 가장 중요하다. 그리고 토양처럼 우리 마음의 건강은 마음에 무엇을 먹이느냐에 달렸다.

명확한 목표를 설정하려면, 그리고 자신의 목적을 찾거나 영적 길에서 진보하려면, 반드시 혼란, 의심, 좌절, 성마름이라는 끈덕진 잡초를 명료함, 집중, 끈기의 씨앗으로 덮어야 한다.

마음의 정원을 주의 깊게 보살피면 명료함, 영감, 창조성의 꽃이 활짝 필 것이다.

나무 성질인 사람을 위한 질문

- 장애물에 직면하면 모든 선택지를 명확히 보고 먼저 균형 잡힌 관점을 얻는가?
- 인생의 목적과 목표를 달성하기 위해 계획을 세우고 결정할 수 있는가?
- 기분과 에너지를 균형 잡히게 할 수 있는가?
- 적응하고 놓아 버릴 수 있는가? 유연할 수 있는가?

걷기 명상은, 특히 숲속에서 할 때, 우리 존재의 나무 측면을 강화한다. 놓아 버리고 적응하고 스트레스와 정체 상태를 내려놓는 것을 돕는 수행은 갑갑한 기분일 때 유익하다. 나무 원소는 휴식 시간과 명상에 잘 반응한다.

가슴

봄의 요소는 나무의 성질이다.

나무 원소의 힘은 똑바르고 안정되고 끈기 있고 잠재력으로 가득하다. 나무의 씨앗은 우리 잠재력의 디앤에이(DNA)와 욕망의 싹을 둘러싸서 보호한다.

겨울 나무가 수면 상태에 있었는데, 갑자기 자연의 온기가 일어난다. 껍질을 뚫고 나오려 하는 씨앗이나 새로 피어나려는 꽃처럼, 태어나서 빛으로 나아가려는 욕망이 뚜렷해진다.

땅 밑의 인으로부터 대지의 양까지, 자연은 겨울 동안 에너지를 쉰 뒤 창조와 활동을 불러낸다. 나무는 부풀어 올라서 우리에게 성장, 변화, 목표, 생산성, 젊음을 선사한다.

봄은 삶에 비전을 갖고 목표를 정하는 시간이다.

씨앗이 지표면을 뚫고 나오려 할 때 '갑갑한' 느낌이 있을 수 있다. 이런 봄의 성장통은 우리가 자기의 더 밝은 면을 향해 움직이려 할 때, 물살을 거슬러 오르는 물고기처럼, 성장할 때 항상 극복해야 하는 어려움이 있음을 알려 준다.

몸

전통 중의학에서 봄과 연관된 신체 장기는 간과 쓸개다. 간은 혈액을 저장하고 기(氣)를 부드럽게 하여 우리가 지나치게 긴장하거나 불안하지 않게 한다. 이 장기들이 조화롭게 기능하면 우리는 더욱 대나무처럼 되어 깊이 뿌리 내리고, 굽어지지만 매우 강하다.

간

간은 '군대의 장군'이며 '전략기획관'처럼 혈액을 저장하고 온몸의 기를 조절한다. 간의 에너지 안에 우리의 삶에 대한 비전과 나아가야 할 방향에 대한 비전이 담겨 있다. 간은 분노, 좌절, 원망의 감정과 연관되는데, 이런 감정들도 현명하게 흐르게 하면 우리를 청소해 주고 창조성을 일으킬 수 있다

다리의 '인' 측면인 다리 안쪽과 서혜부를 목표 부위로 한다.

- ♦ 백조 자세
- ♦ 바늘귀 자세
- ♦ 신발끈 자세
- ♦ 개구리 자세
- ♦ 잠자리 자세

쓸개

배(과일) 모양의 신체 장기인 쓸개는 간 바로 아래에 있고 간에서 생성된 쓸개즙을 저장한다.
결정할 때 지지받는다고 느끼는 능력은 '쓸개 장교'의 에너지 안에 저장된다. 그것은 우리가 선택지 중에서 현명하게 결정하도록 도와주고, 최선인 것을 선택하고 결정할 용기를 준다. 우유부단함과 쉽게 낙담하는 것은 쓸개가 약할 때 일어나는 증상이다. 간을 장군이라고 한다면, 쓸개는 혈액의 원활한 흐름부터 음식과 감정을 소화하는 능력까지 중요한 결정을 돕는 최측근이다.

다리 바깥쪽(다리의 '양' 측면)과 몸의 옆면을 목표 부위로 삼는다.
   ◆ 바나나아사나   ◆ 비틀기 자세   ◆ 옆으로 신발끈 자세

〉봄 시퀀스 〈

학생들에게 자세를 조정하라고, 에너지 수준을 조절하고 바로잡으라고 권한다.
시작할 때나 사바아사나 앞에 빌로마 프라나야마를 추가할 수 있다. ('호흡'을 보라)

누운 나비 자세
다리의 가장 깊은 통로 안의 부드러운 에너지를 일깨운다.

바늘귀 자세
다리 바깥쪽을 부드럽게 자극한다. 양쪽 다리에 한다.

잠자는 백조 자세
이 자세는 쓸개 경락과 간 경락을 목표 부위로 삼는다. 오른 다리를 앞으로 하는 것부터 시작한다.

옆으로 반 나비 자세
왼 다리를 돌려 오른발에 닿게 한다. 몸을 왼 다리 위로 기울여 주로 쓸개를 목표 부위로 삼는다.

바나나아사나
두 발은 매트 하단 왼쪽 구석에 두고, 윗몸은 매트 상단 왼쪽 구석에 둔다. 쓸개 통로의 오른쪽 옆으로 계속 몸을 늘인다.

잠자는 백조 자세부터 바나나아사나까지 왼쪽으로 반복한다.

잠자리 자세
다리 안쪽에 감각을 느낄 수 있을 때까지 두 다리를 충분히 넓게 벌린다. 두 다리 사이 가운데로 윗몸을 굽히고, 필요하면 받치는 도구를 사용한다. 이 자세가 너무 강하면 '벽에 다리 올리기 자

세' 변형을 한다.

개구리 자세
이 자세는 서혜부와 간 경락(족궐음간경)을 목표

로 삼는다. 윗몸 아래 볼스터나 블록을 사용한다.

봄

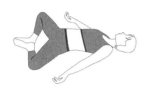

누운 나비 자세

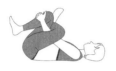

바늘귀 자세

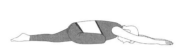

잠자는 백조 자세

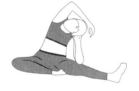

옆으로 반 나비 자세

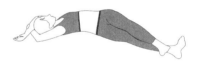

바나나아사나

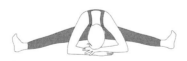

잠자리 자세

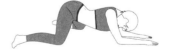

개구리 자세

여름: 큰 기쁨

한겨울에 알게 되었다. 내 안에 불굴의 여름이 있음을.

알베르 카뮈

나는 기쁨을 어떻게 표현하는가?

마음

원소: 불

감정: 기쁨, 생기

인 장기: 심장, 심장 보호자/심막

양 장기: 소장, 삼초(三焦, triple burner)

불 원소를 위한 테마

우리 안의 불 원소는 열정, 활기, 즐거운 삶 등 긍정적 속성을 드러내게 해 준다. 불 원소인 사람은 다른 사람들을 즐겁게 해 주고 싶어 하며, 어떤 모임이든 활기 있게 만들 수 있다. 불 원소인 사람이 균형을 잃으면, 마치 자동 온도조절기가 내부의 불길에 반응하듯이, 올랐다 내렸다, 열렸다 닫혔다, 사이를 휙 휙 오갈 수 있다. 불 원소가 균형을 잃으면, 상처받지 않고 보호하려고 가슴을 닫아 슬픔과 외로움에 빠지는 증상을 보인다.

불 원소인 사람을 위한 질문

- 당면한 임무에 적절히 대응할 수 있는가?
- 주위 사람들에게 따뜻하고 베풀며 사랑을 주는가?
- 그들에게서 공감과 사랑을 받을 수 있는가?

불 원소인 사람은 경계를 늦추고 조금 이완하도록 돕는 수행을 하면 내면의 열기가 누그러질 것이다. 불 원소인 사람이 초점을 모으는 데 도움이 되는 집중 수행을 하면 에너지가 바른 통로로 흐르게 된다.

가슴

우리는 신선한 봄에서 나와 여름의 크고 밝고 충만한 성질로 들어간다. 캄캄한 흙을 뚫고 나온 꽃들이 피어나고 성숙하여 환히 빛난다. 여름은 기쁨과 열린 마음의 시간이며, 우리는 삶의 활력을 드러낸다. 여름은 불 원소가 밝게 타오르고, 우리의 비전과 계획의 씨앗이 열매를 맺는 때다. 앞으로 1년 동안 우리를 지탱해 줄 열매를 맺어야 하는 시기인 것이다. 우리가 불 원소의 온기에 초대할 때 우리는 사랑과 기쁨을 주고받을 수 있다.

브라마 비하라(Brahma vihara) 중 하나인 무디타(Mudita)는 내면에서 기쁨과 행복을 느낄 수 있음을 의미한다. 무디타는 삶의 환경, 즉 자기 외부에 있는 것에 좌우되지 않는다. 우리는 누구나 내면에 기쁘게 살아갈 능력이 있다. 때로는 그런 삶의 불꽃이 희미하게 느껴질지도 모른다.

전통 중의학에서는 우리가 타고난 영인 신(神)(한의학에서 정신(精神) 중의 신—옮긴이)이 기쁨의 샘이다. 신은 심장 경락(수소음심경)에 자리하고 있다. 수천 개의 내적 여름들처럼 신은 결코 꺼질 수 없다. 심장 경락을 활짝 열면, 기질이 더 밝아지고 내면의 행복이 더 커질 수 있다.

우리의 내적 가슴을 올리거나 열면, 태양이 더 쉽게 우리에게 스며들고, 우리의 내면이 밝아지며, 우리가 다시 기쁨의 자리에 연결될 수 있다. 무디타의 진정한 시험은 우리 삶의 선물을 축하하면서, 다른 사람들이 성공할 때도 그들에 대한 순수한 기쁨을 정직하게 표현하는 것이다.

몸

심장
해부학적으로 심장은 혈액과 순환을 조절하는 데 중요한 역할을 한다.
전통 중의학에서 심장은 '왕국의 통치자'이며 우리 존재의 핵심 조직자로 여겨진다. 전통 중의학에서는 심장과 마음이 분리되어 있다고 여기지 않는다. 복잡한 장기인 심장은 감정과 생각을 처리한다. 부정적이거나 긍정적인 생각 혹은 느낌은 심장 박동을 바꿀 수 있으며, 단 한 번의 심장 박동으로 휴식부터 행동까지 신경계의 상태를 변화시킬 수 있다.

심장은 우리 삶의 안정된 리듬을 정하며, 심장 박동을 건강하게 유지하는 데 필요한 불꽃은 통제불능으로 불타오르거나 차츰 꺼져 가서 잔불이 되지 않아야 한다. 심장의 스파크는 우리 몸 전체 기관의 스파크다. 그것은 우리가 사랑하고 행동하며 세상에서 활기차게 살아갈 능력을 줄 수 있다.
받아들임, 자기 사랑, 조화, 평화, 연결은 균형 잡힌 심장 요소 에너지의 성질이다.

소장
서양 의학에서 소장은 반투과막성으로서, 위에서 소화되어 내려온 고형물과 액상물을 유용한 양분 혹은 제거해야 할 노폐물로 분류한다.

전통 중의학에서는 '순수한' 것과 '불순한' 것을 구별하는 능력, 맑은 정신으로 윤리적 결정을 내리는 능력이 소장의 속성이다. 그러므로 소장은 식별하는 장기로서 유용한 것과 제거해야 할 것을 결정한다.

심장 경락과 소장

후굴, 어깨 자세, 안쪽 팔 자세와 바깥쪽 팔 자세를 통해 윗몸을 목표 부위로 삼는다. 팔을 늘이는 모든 자세는 심장 경락과 소장 경락을 목표 부위로 삼는다. 학생들이 내면으로부터 기쁨의 성질(심장)과 생기의 성질(소장)을 탐구하도록 고무한다.

- ✦ 부러진 날개 자세
- ✦ 손목 운동
- ✦ 테이블탑 비틀기 자세
- ✦ 독수리 팔, 혹은 소 얼굴 팔 자세
- ✦ 녹는 심장 자세
- ✦ 옆으로 잠자리 자세
- ✦ 지지된 물고기 자세
- ✦ 녹는 심장 자세
- ✦ 물고기 자세
- ✦ 나비 자세

〉 여름 시퀀스 〈

무릎 운동 자세가 많으니 담요로 무릎을 보호한다.
자세들 사이에 다운독 자세를 해서 무릎을 풀어 주고 이완한다.

목 스트레칭

편히 앉아 왼쪽 귀를 왼 어깨 위로 내리고, 오른팔을 오른쪽 골반으로부터 30도쯤 되게 뻗는다. 신발끈 자세에서 목 스트레칭을 할 수 있다.

부러진 날개 자세

엎드려서 오른 팔꿈치를 왼 팔꿈치 앞으로 교차하고, 머리를 바닥이나 블록 위에 내려놓는다. 왼쪽으로도 반복한다.

스핑크스 자세 변형

스핑크스 자세로 시작하여 오른 다리를 90도로 구부린다. 상반신을 조금 오른쪽으로 이리저리 움직여 척추를 구부린다. 왼쪽으로 반복한다.

물개 자세

몸의 앞선을 늘이고, 가슴 부위와 가로막(횡격막)을 연다. 팔을 늘이고 힘을 주어 가슴 부위를 바닥에서 들어 올린다.

테이블탑 비틀기 자세

골반을 무릎 위에 정렬한다. 숨을 들이쉬며 오른팔을 하늘 높이 들고, 숨을 내쉬며 오른팔을 몸 아래로 끼워 넣고 오른팔 위에 눕는다.

여기서 다른 선택도 있다. 왼팔로 등을 감싸고 오른쪽 넓적다리 위를 붙잡을 수 있다. 왼 다리를 옆으로 똑바로 뻗고, 왼발이 왼쪽 골반과 정렬되게 할 수 있다.

녹는 가슴 자세
이 자세는 두 팔로도 할 수 있고 한 팔로도 할 수 있다. 가슴이 해먹처럼 늘어지게 한다. '테이블 탑 비틀기'를 왼쪽으로 반복한다.

옆으로 잠자리 자세
양 다리를 벌리고 앉는다. 오른쪽 가슴우리를 오른쪽 넓적다리로 기울이고, 팔꿈치를 넓적다리나 블록 위에 두고, 머리를 손 안에 놓는다. 오른쪽으로 몸을 기댄다. 왼팔을 왼쪽 귀 위로 뻗거나 등의 오목한 부분 뒤로 구부릴 수 있다.

누워 비틀기 자세
양 무릎을 오른쪽으로 내리고, 왼팔을 바닥에서 왼쪽 귀를 향해 늘여서 심장 경락을 자극한다.

지지된 물고기 자세
가슴 부위와 어깨를 목표 부위로 삼는다. 기쁨의 원천을 활용한다. 가슴 부위를 하늘로 들어 올리며, 기쁨이 가득해지고 온 존재에 스며드는 것을 느껴 보라. 등 윗부분 아래에 받침을 놓고, 머리와 목이 편안한지 살펴본다. 다리는 나비 자세나 수카아사나로 하거나 똑바로 한다.

오각형 자세
오늘은 기쁨을 어떻게 표현하고 싶은가? 이번 주는? 이번 생에서는?

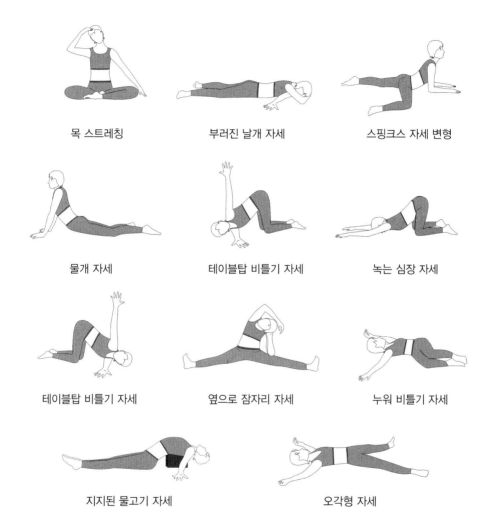

목 스트레칭

부러진 날개 자세

스핑크스 자세 변형

물개 자세

테이블탑 비틀기 자세

녹는 심장 자세

테이블탑 비틀기 자세

옆으로 잠자리 자세

누워 비틀기 자세

지지된 물고기 자세

오각형 자세

늦여름: 수확기

나는 삶에서 얼마나 많은 방법으로 지지받는가?

마음

원소: 흙	인 장기: 비장
감정: 불안, 만족	양 장기: 위

흙 원소를 위한 테마

흙이 모두를 보살피고 양육해 주듯이, 흙 원소인 사람은 끊임없이 사람들이 필요한 것을 받고 있는지, 보살핌을 받고 있는지, 잘 먹고 사랑받는지를 점검한다. 만일 그들이 보살핌과 사랑을 받는 환경에서 자라면, 보살핌과 사랑의 양육을 다른 사람들에게도 전하는 것이 자연스러운 일이다. 만일 양육 환경이 그렇지 않으면, 우리 안에서 보살핌을 받지 못한 흙의 부분이 끊임없이 사랑, 공감, 관심을 요구한다. 이런 사람들은 현실에 기반을 두고, 평화로운 관계를 위해 노력하며, 남들을 배려하고 지지해 준다. 하지만 그들이 받은 보살핌의 저장고가 가득 차 있지 않으면, 그들은 강요하고 과보호하고 많은 애정을 요구하기도 하며, 종종 끊임없이 걱정한다. 흙 원소는 보충하지 않으면 금방 고갈된다.

흙 원소를 위한 질문

– 언제 보살핌을 받지 못했다고 느꼈는가? 혹은 언제 필요한 것이 충족되지 못했다고 느꼈는가?
– 쓸데없이 걱정하는가?
– 다른 사람들의 필요를 지나치게 보살필 때가 있는가?

양육하는 수행은 흙 원소의 균형을 잡고 지지하는 데 도움이 된다. 고독, 지지받는 자세, 인은 흙 원소인 사람들에게 약이 된다.

가슴

우리는 한여름의 불 원소로부터 다시 땅으로 내려가기 시작한다. 이 과도기는 수확과 풍요의 시기이며, 충만하거나 완전하다는 느낌이 일어나는 시기다. 한때 씨앗과 의도에 불과했던 것이 이제 완전히 실현되었다.

한 해 중 이 계절은 우리에게 집으로 돌아가 우리 자신을 양육하고 기력을 회복하라고 권한다. 만일 중심을 찾지 못하면, 우리는 강박적으로 염려하고, 무의미하게 제자리에서 맴돌며 분명한 길을 찾지 못할 수도 있다. 지나치게 많이 생각하고 행동할 수 있다.

몸
위장과 비장은 음식을 소화하여 영양분을 온몸에 나누어 준다.

위장
위장은 '방앗간의 장관'이라고 한다. 소화 과정을 시작해서 온몸에 에너지를 공급하는 일을 하기 때문이다. 중국에서는 이 기능을 '익히고 부패시키기'라고 한다. 위장은 음식을 익히고 부패시켜, 비장이 그 원료를 필수 물질로 정제할 수 있게 한다. 에너지 면에서 위장은 음식과 음료에서 양분을 추출하여 소장으로 내려보낸다. 비장은 순수 에너지 추출물을 허파로 올려보낸다.

위장 경락은 몸의 앞쪽과 다리 앞쪽을 따라 내려간다.

넙다리네갈래근(대퇴사두근)과 몸의 앞쪽을 목표로 삼는다.

* 엉덩이 굽힘근을 위한 똑바른 용 자세
* 부교 자세
* 안장 자세

비장
서양 의학에서 비장의 기본 역할은 림프계와 면역계에서 작용하는 것이다. 몸의 조직과 근육과 생각을 마르지 않고 유연하고 융통성 있게 유지한다. 비장은 큰 림프절의 기능을 한다. 즉, 백혈구를 생성하고 저장하며, 혈액을 정화하고, 면역을 도우며, 오래된 적혈구를 제거한다. 근심과 과도한 생각은 비장의 고갈을 초래하는 큰 원인이다.

비장은 전통 중의학에서 '교통부 관리'로 알려져 있으며, 위장이 음식을 잘게 부수고 변형시키고 나면, 그것을 몸이 이용할 수 있는 영양분과 기(氣)로 분해한 다음, 그 음식의 진액을 몸의 다른 장기에 운반한다.

비장의 균형이 깨지면 우리는 집중과 기억을 할 수 없다. 경험과 마음의 생각에 접근할 수 없을 때 좌절하기도 한다. '비장을 풀어 준다'는 옛말은 쌓인 좌절감을 풀어 주는 것을 표현할 때 쓰인다.

비장 경락은 엄지발가락에서 시작하여 다리 안쪽으로 올라가서, 간 경락 옆을 지나 서혜부를 통해 윗몸에 이른다. 이어서 위장과 비장으로 들어가고 가로막(횡격막), 가슴 부위, 심장까지 올라간 뒤 혀 밑에 도달한다.

다리 안쪽과 서혜부를 목표 부위로 삼아 비장 경락을 늘이고 누르고 맞물린다.

♦ 잠자는 백조 자세
♦ 고양이 꼬리 자세
♦ 잠자리 자세

〉 늦여름 시퀀스 〈

이 시퀀스는 비대칭 자세와 대칭 반대 자세를 번갈아 한다.
비장 경락과 위장 경락을 위한 대칭 자세로 마친다.

반 안장 자세
이 자세는 넓적다리를 관통하는 위장 경락과 비장 경락을 목표 부위로 삼는다.

스핑크스 자세
배를 압박하고 다리를 뒤로 스트레칭하는 데 집중한다. 매트의 끝을 말아서 스핑크스 자세 혹은 악어 자세로 그 위에 누워 몸의 앞쪽에 더 압박감을 느끼고, 몸의 뒤쪽에는 압박감을 덜 느낀다.

용 자세 시리즈
용 자세 변형들을 1분간 유지한다.

• 똑바로 선 용 자세
• 한계를 넘는 용 자세
• 낮게 나는 용 자세
• 비튼 용 자세

다리 넓게 벌린 아기 자세
에너지가 다리의 안쪽 통로를 통해 흐르게 한다. 자세를 취할 때 위로 반동되는 것, 땅 아래에서 지구가 확고히 떠받치는 것을 알아차린다.

잠자리 자세 시리즈
잠자리 자세 변형들을 이용해 넓적다리 안쪽의 비장 경락을 자극한다.

• 오른쪽 비틀기 잠자리 자세
• 왼쪽 비틀기 잠자리 자세
• 오른 다리 위로 굽히기 잠자리 자세, 왼 다리 위로 굽히기 잠자리 자세, 가운데로 굽히기 잠자리 자세

나비 자세
이 자세에서 당신에게 필요한 것이 모두 충족되는 것을 느낄 수 있는가?

안장 자세
몸의 앞쪽을 열고 풀어 줄 때, 마치 모든 걱정이
몸을 떠나는 것처럼 느껴 본다.

사바아사나

늦여름

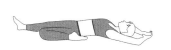

반 안장 자세

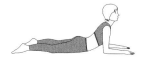

스핑크스 자세

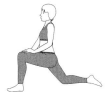

똑바로 선 용 자세

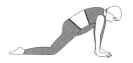

한계를 넘는 용 자세

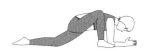

낮게 나는 용 자세

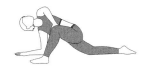

비튼 용 자세

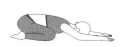

아기 자세

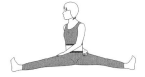

잠자리 비틀기 자세(오른쪽)

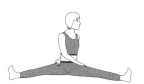

잠자리 비틀기 자세(왼쪽)

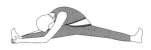

잠자리 굽히기 자세(오른쪽)

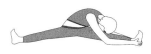

잠자리 굽히기 자세(왼쪽)

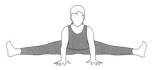

잠자리 굽히기 자세(가운데)

나비 자세

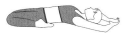

안장 자세

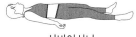

사바아사나

아유르베다와 인요가

끼리끼리 모이고, 반대되는 것들로 균형을 이룬다.

수천 년 전 인도의 고대 철학자들과 과학자들은 아유르베다(Ayurveda) 즉 '생명의 과학'이라는 건강 체계를 고안했다. 요가의 자매 과학인 아유르베다는 사람들을 3가지 주요 에너지인 카파(Kapha), 피타(Pitta), 바타(Vata)로 분류한다.

우주의 조화를 안내하는 이 정보는 5가지 원소로 나뉜다. 그 5원소인 흙, 물, 불, 공기, 에테르에 아유르베다의 5계절을 더한 것이 3가지 도샤(dosha) 즉 범주로 압축된다. 도샤는 우리가 어머니의 자궁에 들어설 때 주어진 생물학적, 심리학적, 감정적 체질이다. 우리 안에는 여러 도샤가 섞여 있지만, 대다수 사람은 한두 가지 우세한 도샤가 있다.

도샤들 중 하나가 인생의 계절이나 시기, 하루 중 어떤 시간, 한 해 중 어느 계절에 우세할 수 있다. 우리가 어느 도샤인지를 알면, 우리가 왜 어떤 식으로 느끼거나 행동하는지, 언제 균형을 잃는지를 더 잘 이해할 수 있다. 도샤의 문자적 의미는 '균형을 잃은 것'이다. 균형을 잃으면 우리는 온전함과 조화의 상태를 회복하려 한다. 도샤가 다르면 다른 질병을 일으키는 경향이 있다.

아유르베다에서는 끼리끼리 모이므로(유유상종) 우리는 균형을 더 잃게 하는 수행, 음식, 생활방식에 끌릴 수 있다. 가령 우리의 도샤가 피타라면 격렬하고 힘든 수행을 하고 싶어 하지만, 도샤의 균형을 맞추려면 그 반대를 고려하여, 열을 식혀 주며 접지하는 유형의 요가를 해야 한다.

요가 수업에서 아유르베다의 원리를 테마로 삼을 때는 계절의 성질들이 균형 잡히게 하여 단순하게 하는 게 좋다. 이를테면 여름에는 피타 에너지와 열을 진정시키기 위해 더 시원하게 하는 수행을 한다.

자기가 어떤 도샤인지 아는 것은 항상 유용하다. 우리를 구성하는 청사진을 알면 우리의 성향을 이해하고, 우리가 무엇을 먹고 어떻게 생각하고 수행해야 존재의 균형을 이룰 수 있는지를 이해하는 데 도움이 된다. 아유르베다의 원리를 이용하는 법을 가르칠 때, 학생들에게 정확히 에너지 혹은 도샤의 균형을 이루려면 자신의 도샤가 무엇인지 알아야 하고, 더 중요한 것은 바로 그 시기에 자신의 도샤가 무엇인지 알아야 한다는 점을 지적하는 것이 도움이 된다. 그러면 학생들이 인요가 수련을 개인별 체질과 필요에 알맞게 맞출 수 있다.

인요가의 법칙 3가지를 각 체질에 적용할 수 있다.
- 바타: 가만히 침묵하기로 결심한다. 공기 원소와 공간 원소.
- 피타: 부드럽게 하고, 내맡기고, 양보한다. 불 원소와 물 원소.
- 카파: 감각을 지향한다. 물 원소와 흙 원소.

바타의 움직임

마음

- 바타: 사물을 움직임
- 계절: 가을부터 겨울
- 원소: 공기, 바유, 에테르, 아카샤
- 지배: 신경계, 심장 기능, 순환, 노폐물 제거
- 연령: 노년
- 균형을 이룰 때: 창조적이고, 기쁘고, 영적이고, 삶을 쉽게 헤쳐 나가고, 생각과 행동을 수월하게 다룰 수 있다.
- 불균형일 때: 관절이 뻣뻣하고 관절음이 난다. 불안, 가만히 있지 못함, 소화 불량, 두려움, 스트레스, 염려, 기억력 저하.
- 바타의 균형을 잡아 주는 음악: 아누쉬카 샹카르의 'Naked'

가슴

바타 성향은 대개 매우 창조적이고 빨리 배우지만 쉽게 잊어버린다. 재미있는 것을 좋아하고, 흥분하기 쉽고, 에너지가 많은 이런 사람들은 균형을 잃거나 매일 반복하는 일에서 벗어날 때 기분이 자주 변하기 쉽다. 차가운 것을 좋아하지 않고 손발이 찬 경우가 많다. 바타 성향인 사람들은 골격이 가볍고, 키가 매우 크거나 매우 작고, 관절이 매우 잘 움직이고 허약하다. 피부와 머릿결이 건조할 수 있다.

바타가 우세한 사람들은 균형 잡혀 있을 때는 삶을 수월하고 매끄럽게 살아가고, 에너지와 체력이 풍부하며 창의적이다. 쾌활하며 열정적이다. 반면에, 균형을 잃은 바타 성향 사람은 관절이 우두둑거리고, 잠을 잘 못 자며, 걱정하거나 지나치게 활동하고, 가만히 있지 못한다. 배가 더부룩하고 가스가 차서 힘들 수도 있다.

바타는 차고 건조하고 거칠고 가볍고 잘 움직이며, 이런 특성들은 늦가을과 겨울에도 볼 수 있다. 바타는 움직이는 공기에 극히 민감하고, 외풍을 피하고 몸을 따뜻하게 하는 것이 현명하다. 한 해 중 이 시기에는 바타 성향 사람들이 반복적인 일과 안정성과 굳은 토대를 가지고 자신을 보살펴서 바타 성향 날씨가 악화시키는 효과를 피하는 것이 중요하다. 매일 이완 수행을 하면 신경계가 안정되어 바타가 진정된다.

바타가 불균형할 때는 인요가가 가장 좋다. 인요가가 신경계를 가라앉히고 달래며, 두려움과 불안을 완화하기 때문이다.

몸
바타 시퀀스에서 유의할 점

♦ 골반과 엉덩이에 집중한다. 특히 허리뼈(요추)와 엉치엉덩관절(천장 관절)에 집중한다.
♦ 바타가 균형 잡히게 하려면 천천히 움직이고, 땅과 잘 접촉하고, 따뜻하게 하는 것을 강조해야 한다.
♦ 머리 아래에 블록과 볼스터를 사용해서 공기 원소의 기반을 마련한다.
♦ 거꾸로 하는 자세와 전굴은 긴장과 스트레스와 걱정을 가라앉히고 줄이는 데 도움이 된다.
♦ 전굴은 배에 열을 내고 소화계를 따뜻하게 한다.
♦ 후굴은 작게 한다. 서서 하는 후굴은 에너지가 오르게 하므로 후굴은 바닥에 가깝게 한다.
♦ 만트라는 마음을 한곳에 모아 안정되도록 돕는다.
♦ 웃자이 호흡 혹은 브라마리 호흡의 부드럽고 낮은 소리는 신경계를 진정시킨다.
♦ 발목과 손목, 작은 관절들은 공기를 내보내도록 돕는다. 바타는 이렇게 움직이는 동안 관절에서 펑 하는 소리를 많이 낼 수 있다.
♦ 선 자세는 바타 성향이 지면과 접촉하게 한다. 그러니 매달리기 자세도 포함될 수 있다.
♦ 파완묵타아사. 이 관절 움직임들은 관절을 열고 막힌 에너지를 놓아준다. 파완(Pawan)은 바람 혹은 프라나(prana, 생명력)를 의미한다. 묵타(Mukta)는 놓아준다는 뜻이다.
♦ 요가 할 때 난방된 방에서 하는 것을 고려해 보라.

〉바타 시퀀스 〈

의도
숨을 들이쉴 때마다 내게 영감이 주어지고, 숨을 내쉴 때마다 내맡김을 기억하기를….

수카아사나
손목, 목, 발목을 돌린다.

웃자이 프라나야마
부드러운 웃자이 호흡은 신경계를 진정시키고 튼튼하게 한다.

나비 자세
앉은 접지(接地) 엉덩이 자세는 에너지를 아래로 당기므로 바타 불균형을 위한 훌륭한 해독제다.

요람 자세
엉치뼈 아래에 블록을 받치고, 오른 다리를 가슴 부위로 당긴다. 왼 다리는 곧게 뻗거나 발바닥을 바닥에 대고 구부릴 수 있다. 왼 다리로 같은 자세를 반복한다. 마지막으로, 양 무릎을 가슴 부위로 껴안는다. 양 다리를 곧게 뻗어 마무리한다. 오른쪽부터 시작해서 오름잘록창자(상행 결장)와 간을 부드럽게 누른다.

앉은 백조 자세
오른 다리를 왼쪽 넓적다리 위로 교차시킨다. 학생들은 이 자세로 머무르거나 장작 자세로 나아갈 수 있다.

누운 와이퍼 자세
오른쪽으로 먼저 한다. 양발을 매트의 가장자리에 두고 양 다리를 왼쪽으로 내린다. 왼 발목을 오른 무릎 위에 두어도 된다.
앉은 백조 자세에서 반대편의 와이퍼 자세로 가는 동작을 반복한다.

말라아사나
학생들로 하여금 에너지가 땅 쪽으로 움직이는 것을 마음속에 그리게 한다.

애벌레 자세
배에 열을 내고 마음을 달래기 위해 이 자세를 오래 유지한다.

브라마리
학생들은 머릿속에서 나는 낮은 음에 귀를 기울인다. 이것은 깊이 진정시키고 불안을 줄여 준다.

사바아사나

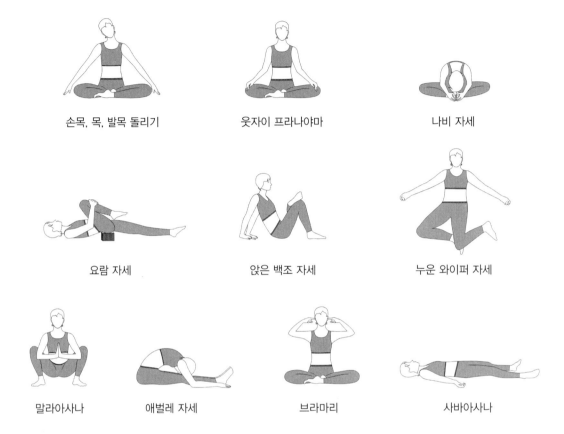

바타

손목, 목, 발목 돌리기

웃자이 프라나야마

나비 자세

요람 자세

앉은 백조 자세

누운 와이퍼 자세

말라아사나

애벌레 자세

브라마리

사바아사나

피타의 열

마음

- 피타: 뜨거운, 날카로운, 침투하는
- 계절: 늦봄부터 초여름까지
- 원소: 불, 아그니 혹은 테자스; 물, 잘라; 피타는 몸과 마음과 감정의 열을 조절한다.
- 지배: 눈, 피부, 간, 소장, 음식과 생각을 대사하는 능력, 소화.
- 인생의 시기: 젊을 때부터 중년까지

- 균형을 이룰 때: 소화가 잘되고, 에너지가 많고, 기억과 분별을 잘하고, 삶의 의욕이 강하다.
- 불균형일 때: 지나치게 분석하고, 자기비판적이고, 가슴앓이를 하고, 분노, 격노, 염증
- 피타의 균형을 이루는 음악: 몰리의 'Sea of Oms'

가슴

피타 성향인 사람은 눈이 아몬드 모양이고 중키에 다부지다. 대개 피부에 붉은 기가 있고 주근깨, 홍조, 발진이 있을 수 있으며, 피부가 쉽게 탄다. 더위에 쉽게 피곤해지고 땀을 많이 흘려서 열을 좋아하지 않는다. 피타 성향인 사람은 소화력이 강하므로 규칙적으로 식사할 필요가 있으며, 끼니를 거르면 화가 날 수 있다. 삶의 열정과 다른 사람에 대한 열정이 충만하므로 훌륭한 지도력을 보이지만, 거만해질 수도 있다.

피타 성향은 균형을 잃을 때 궤양, 가슴앓이, 불면증, 피부염이 생길 수 있다. 혈액 장애와 간 기능장애가 일어나는 경향이 있다. 지나치게 분석하고 강박적이고 번아웃(정신적 탈진) 상태에 빠질 수 있으며, 쉽게 화내고 스트레스를 받을 수 있다.

피타 성향은 머리가 예리하고 조직하는 능력이 좋다. 하지만 지나치게 목표지향적이거나 지나치게 집중해서 몸과 마음에 염증이 생길 수 있고 화가 끓어오르기 쉽다.

여름에는 낮이 덥고 길어지며, 외부의 불이 내면의 불에 영향을 준다. 피타는 여름 막바지에 절정에 이른다.

불 원소의 열은 오래된 습관을 태워 버리고 새로운 의도를 익힐 수 있다.

불 원소는 에너지를 주지만 소비하기도 한다.

불 원소는 삶을 충만하게 살도록 고무한다.

불 원소는 우리가 기뻐하고 사랑하고 공감하는 능력을 끌어낸다.

몸

피타 시퀀스에서 유의할 점

여름의 열은 피타의 에너지를 올리며, 피타 성향은 밀어붙이고 억척스럽고 과열되는 경향이 있으므로, 마음이 차분해지도록 달래고 진정시켜서 시원하게 하는 수행에 집중한다. 음식을 분해하고 경험과 감정을 소화하기 위해 삶에 충분한 불 원소가 필요하지만, 그 불은 우리를 태우고 몸과 마음에 염증을 일으키지 않을 만큼이어야 한다.

♦ 부드럽고, 시원하고, 차분하게 하는 어두운 수행으로 피타 안의 불 원소를 진정시키고 안정시키고 흥분을 풀어 준다.

- 요가 교실을 어둡고 시원하게 하고, 학생들에게 지시를 적게 한다.
- 피타의 열은 배, 간, 소장에 집중되므로 그 부위에 열을 내지 않고 시원하게 하는 자세를 선택한다.
- 피타의 열은 머리로 올라가므로, 열을 아래로 내리고 발산하는 호흡과 자세를 사용한다.
- 허리와 배꼽에 공간을 주어 옆으로 굽히기와 비틀기로 열을 방출한다. 옆으로 굽히기는 몸을 배출구처럼 연다. 힘을 주지 않고 비틀기를 하면 시원해지고, 또 피타의 자리와 배와 장을 비튼다.
- 자세를 덜 하도록 권해서 학생들이 최대로 하지 않게 하고, 그럼으로써 자신과 수행에 대해 경쟁이나 판단을 내려놓게 한다.
- 수행할 때 편안하게 내맡기고 애쓰지 않는다.

- 주의: 전굴은 배를 누르므로 이 부위에 열을 낼 수 있다.

〉 피타 시퀀스 〈

의도
오늘 내가 가는 길의 발걸음마다 편안함과 만족으로 가득하기를….

지지된 물고기 자세
이 자세는 개방감으로 수련을 시작하고, 몸의 앞쪽 전체를 하늘로 활짝 열기에 시원하게 하는 효과가 있다. 온몸에 시원한 미풍이 분다고 상상해 보라.

시탈리 호흡
숨을 들이쉴 때 혀를 말거나 입술을 오므린다. 숨을 내쉴 때 입을 다물고 코로 숨을 내보낸다. 더 길게 숨을 내쉬고, 프라나의 물결이 몸과 마음을 통해 움직이고 식혀 주는 것을 상상해 보고 권한다.

앉아 비틀기 자세
학생들이 바짝 당기지 않고 비틀기 모양을 하도록 권한다. 배는 돌아갈 때 부드럽게 유지되어야 한다.

반 신발끈 자세
다리 위로 몸을 굽힐 때 배 주위의 공간을 유지한다.

옆으로 반 나비 자세
오른 다리를 밖으로 늘이고 왼발은 나무 자세로 가져간다. 오른 다리 위로 몸을 구부리고 오른 팔꿈치를 넓적다리 위나 바닥에 놓는다. 왼손은 등 뒤로 굽히거나 머리 위에 가볍게 둔다.

장작 자세 혹은 아그니 스탐바아사나
아그니(Agni)는 불의 신이다. 이 자세는 열이나

격렬함을 많이 일으키므로, 학생들에게 오른 팔꿈치를 왼쪽 넓적다리 위로 끼워 넣는 누운 바늘귀 자세 같은 것으로 바꾸어도 된다고 알려 준다.

누운 와이퍼 자세
몸을 부드럽게 비틀어 몸 가운데 부위에서 긴장, 열, 불 원소를 풀어 준다. 무릎을 구부리고 발을 매트의 가장자리에 두고, 양 무릎을 왼쪽으로 내린다.

지지된 다리 자세
허리근을 늘이고 풀어 준다. 엉치뼈 아래에 블록을 둔다.

벽에 다리 올리기 자세
엉치뼈 아래에 블록을 두고, 양발을 하늘로 올린다.

사바아사나

피타

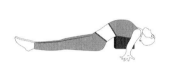

지지된 물고기 자세

시탈리 호흡

앉아 비틀기 자세

반 신발끈 자세

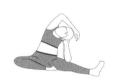

옆으로 반 나비 자세

장작 자세

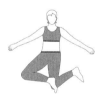

누운 와이퍼 자세

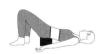

지지된 다리 자세

벽에 다리 올리기 자세

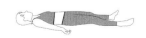

사바아사나

카파의 점착성

마음

- 카파: 끈적하게 붙는 것
- 계절: 봄이 오기 전 겨울 중 가장 추울 때
- 원소: 흙, 프리티비; 물, 잘라
- 지배: (내적으로 결합을 유지하는) 세포 수준까지 몸의 구조, 몸의 윤활을 담당하는 부위, 카파 에너지는 허파, 부비강, 관절, 위, 림프절에 집중되어 있다.
- 인생의 시기: 아주 어렸을 때
- 균형을 이룰 때: 만족하고, 편안하고, 동정심이 많고, 사랑하고, 양육하고, 안정적이다.
- 불균형일 때: 원한을 품고, 집착하게 되고, 체중이 늘고, 가슴 부위와 부비강이 감염되고, 우울하다.
- 카파의 균형을 잡아 주는 음악: 아그네스 오벨의 'September Song'

가슴

카파 성향인 사람은 느리고, 태평하고, 다정하며, 육체적으로 강하고 체력이 좋다. 대개 뼈대가 굵고 몸의 골격이 크다.

안정적이며, 보호하고 편안하게 하는 에너지가 있다. 충실하고 차분하고 믿을 만하며 좀처럼 화내지 않는다고 알려진 그들은 사람들과 잘 어울린다. 카파 성향인 사람은 쉽게 용서하며, 크고 다정한 눈에서 동정심을 보인다. 조화롭고 평화로운 관계를 유지하고 싶어 한다.

균형을 잃으면 우울하고 집착하기 쉽다. 춥고 습한 날씨를 견디기 어려워하며, 감기나 다른 호흡기 질환에 걸리기 쉽다. 카파 성향은 울적하거나 침체될 수 있으며, 코가 잘 막히고 느리게 움직인다. 울적함이나 우둔함이 있을 수 있다.

몸
시퀀스에서 유의할 점

- 카파 유형은 느린 경향이 있으며, 그것을 상쇄하려면 1/4 태양 경배 자세와 절반 태양 경배 자세 혹은 흐르는 고양이-소 자세 같은 동작이 필요하다.
- 부드럽고 느리게 움직이는 빈야사로 인요가 수련에 양요가의 요소를 추가한다.

- 수행에 온기, 힘, 가벼움을 도입하여 카파의 느리고 차갑고 매우 이완된 성질에 균형을 맞춘다.
- 방을 밝게 하고 공기를 순환시킨다.
- 카팔라바티 혹은 아그니 사라 같은 강하게 힘을 주는 호흡을 한다. 그러면 카파의 물 원소와 흙 원소에 약간의 불 원소를 타오르게 하여, 침체된 느낌을 상쇄할 수 있다.
- 몸의 순환을 자극하는 자세를 선택한다.
- 카파 도샤의 에너지가 허파에 집중되어 있으므로, 후굴과 가슴 부위를 여는 자세가 그 부위의 긴장을 푸는 것을 돕는다.
- 거꾸로 하는 자세는 온기를 주고, 가슴 부위 주위에 쌓인 물을 배출하는 효과가 있다.
- 자세를 하는 동안 위를 올려다보면 수행을 가볍게 느끼게 해 준다.
- 마사지, 테라피 공, 접은 담요를 이용해서 림프절을 자극하는 자세를 도입한다.
- 달팽이 자세 같은 자세는 몸을 가볍게 느끼게 해 준다.
- 매달리기 자세처럼 능동적인 서서 전굴하는 자세는 가슴 부위에 열을 더 많이 낸다.
- 모든 자세에서 가슴 부위로 호흡하고 가슴 부위를 열도록 권한다.

〉 카파 시퀀스 〈

의도
이 수행으로 가벼움이 길러지고, 몸과 마음과 가슴에 기쁨이 깃들기를….

지지된 물고기 자세
가슴 부위를 여는 자세는 가슴 부위에 공간과 가벼움을 가져온다.

가슴샘 두드리기
등을 대고 누워 검지와 중지로 가슴샘을 가볍게 두드린다. 가볍게 쥔 주먹으로 두드려도 된다. 두드리기는 몸에 기쁨과 생기를 일으킨다. 또 부정적 에너지를 중화하고, 치유를 돕고, 긍정적 감정을 일으킨다. 가슴샘(thymus)이라는 말은 '생명 에너지'를 뜻하는 '타이모스(thymos)'에서 유래한다.

카발라바티
느리고 안정된 리듬으로 시작한 다음, 속도를 높인다.

고양이-소 동작
호흡과 동작을 일치시킨다. 이 변형 자세에서 엉덩이를 흔들거나 돌리고 가슴 부위를 원형으로 돌려서 유기적으로 움직인다.

매달리기 자세
이 자세는 림프계와 가슴에서 체액을 배출하여

체액의 균형을 회복한다.

높은 용 자세
양손을 앞쪽의 넓적다리 위에 두거나 블록 2개 위에 둔다. 가슴 부위가 올라갈 때 가벼운 느낌을 느낀다. 용 자세는 뒤쪽 다리에 열과 격렬함을 일으키고, 그것은 카파 에너지을 자극하고 끌어올린다.

스핑크스 자세
머리와 눈을 위로 들고 있다. 물개 자세를 하거나 팔뚝을 블록 위에 두거나, 배 아래에 볼스터를 두어서 몸을 더 높이 들 수도 있다.

반 안장 자세
후굴은 우울한 기분이나 침체된 상태에서 가벼운 마음을 일으키도록 돕는다.

누운 붓다 자세
오른쪽으로 몸을 굴리고 무릎을 구부린다. 오른손으로 몸을 받치고, 몸의 오른쪽이 바닥을 향해 바나나 모양으로 곡선을 이루게 한다. 그러면 오른쪽 겨드랑이 아래와 몸의 옆면에 있는 림프절과 분비선들이 잘 늘어나게 된다. 한쪽으로 하고 꼬리를 당기는 고양이 자세로 전환한다. 그다음 반대쪽으로 반복한다.

고양이 꼬리 자세
후굴과 비틀기를 하는 이 자세는 심장과 허파를 하늘로 돌려 가슴 부위에 열림과 자유의 느낌을 일으킨다.

사바아사나

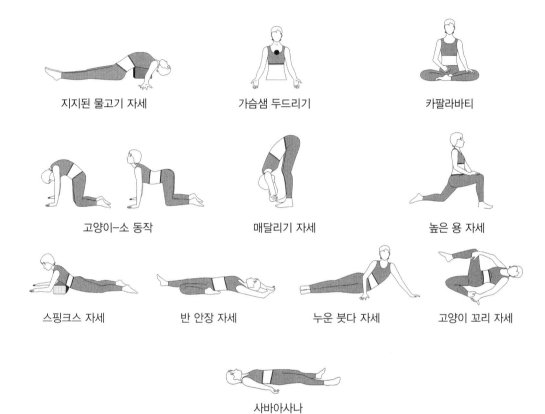

지지된 물고기 자세

가슴샘 두드리기

카팔라바티

고양이-소 동작

매달리기 자세

높은 용 자세

스핑크스 자세

반 안장 자세

누운 붓다 자세

고양이 꼬리 자세

사바아사나

아티초크 꽃잎

나는 대리석 안에 있는 천사를 보았고, 그 천사가 풀려날 때까지 대리석을 깎아 냈다.
미켈란젤로

이 수행은 코샤 지도를 사용하여 학생들이 몸과 마음의 층(코샤)을 다루도록 돕고, 그들을 더 깊은 지복의 상태로 데려간다.

마음

코샤(kosha)는 '덮개' 혹은 '층'으로 번역된다. 몸이 현현하지 않은 형태로부터 현현한 형태(육체의 몸)로 변형되는 것을 지도로 나타낸다. 코샤 체계는 아티초크 꽃잎처럼 5층으로 되어 있고, 가장 형체가 뚜렷한 것(육체의 몸)부터 가장 미묘한 형태인 것(지복의 몸)까지 있다.

마야(Maya): 환상/베일

– 안나마야 코샤(Annamaya Kosha): 음식의 몸 혹은 육체의 몸. 이것은 항상 변하고 형태가 바뀐다. 이 코샤는 모든 육체 활동, 아사나, 몸의 움직임, 마사지, 먹는 음식에 반응한다. 우리가 우리의 외부 껍질을 다루는 방식이 모든 덮개 속으로 스며든다.

– 프라나마야 코샤(Pranamaya Kosha): 에너지의 몸 혹은 호흡의 몸. 이 프라나의 몸은 우리 몸을 통해 흐르는 미묘한 에너지의 자리다. 프라나마야가 없으면 육체의 몸은 생명을 유지할 수 없다. 이 몸은 많은 프라나야마 수행에 훌륭히 반응한다.

– 마노마야 코샤(Manomaya Kosha): 마음 및 감정과 연관된다. 이 몸은 감각과 환경에서 오는 정보를 받고, 그에 따라 행동한다. 이 몸은 만트라 명상을 좋아하고, 감각을 통해 아름다운 자극을 받는 것을 좋아한다.

– 비즈나나마야 코샤(Vijnanamaya Kosha): 지혜의 마음, 높은 지성. 이 덮개는 의식과 의지를 포함한다. 이 층으로 인간과 동물이 구별된다. 인간은 본능이나 충동으로만 살아가지 않으며, 무엇이 옳은

지 그른지를 분별하며 의지를 써서 살아갈 수 있기 때문이다. 야마와 니야마가 이 층을 키운다.

– 아난다마야 코샤(Anandamaya Kosha): 마지막 층인 지복의 몸은 의식과 에너지가 만나 섞이는 교차점이다. 이 완전한 몸에는 두려움이나 욕망이 없고, 우리가 만물과 하나처럼 느껴지는 가슴의 광활한 열림이 있다. 요가 니드라(Yoga Nidra)는 이 신적 지복에 우리를 더 가까이 데려간다. 이 코샤는 꿈 같은 상태에서 가장 잘 경험할 수 있다.

가슴

러시아 전통 인형 안에 더 작은 인형이 겹겹이 있듯이 코샤는 분리되어 있지만 서로 연결되어 있다. 우리가 자기에 대한 정의 너머로, 자기라고 여기는 껍데기 너머로 뛰어들 때, 우리는 자신이 몸 이상의 존재임을 발견한다. 우리 내면의 풍경은 호흡, 생각, 감정, 식별로부터 만들어지고, 그 중심에는 보석이 있다. 그 보석은 아트만, 신, 참된 자기, 혹은 자신이 이해하는 다른 이름으로 불린다. 우리의 '핵심'은 영원하고 변치 않으며, 다른 층들을 통해 침식되는 불안과 상관이 없다.

조각가가 대리석 덩어리로 작품을 만들듯이 요가 수행자가 하는 일은 우리에게 있는 참 아름다움을 가리는 부분을 제거하는 것이다. 그러면 결국 내면에서 완전하고 완벽한 자리인 핵심에 도달하게 된다.

몸

> 코샤 수행 <

안나마야 코샤
몸 스캔, 5분
이 첫 층은 우리를 구성하는 디앤에이(DNA)다. 오각형 자세로 누워 팔다리를 밖으로 뻗는다. 몸이 이완하는 것을 느끼고, 뼈 위의 피부를 알아차린다. 육체의 껍질이 뼈, 근육, 결합조직, 신체 장기들을 담고 유지하는 것을 인식한다. 머리끝에서 발끝까지 몸을 관찰한다.

프라나마야 코샤
프라나야마, 5분
사마 브리띠(Sama vritti). 들숨과 날숨을 같은 비율로 호흡한다. 다섯을 세며 숨을 들이쉬고, 다섯을 세며 숨을 내쉰다. 호흡이 밀려들고 밀려나가는 것을 느낀다. 피부를 통해 호흡하고 몸이 부드러워지게 한다. 내부의 몸에 있는 구멍들, 심장, 허파, 뼈를 통해 숨을 넣어 준다.

마노마야 코샤
나비 자세, 4~5분
호흡이 몸과 마음을 안정시켜 몸과 마음이 부드럽고 매끄러워지는 것을 느낀다. 이따금 생각이 동요할 수 있다. 마음이 더 안정되는 것을 느낄 수 있는가? 소-함(so-ham) 만트라 명상을 시작한다. '소(so)'라는 말을 속으로 암송하며 숨을 들이쉬고, '함(ham)'이라는 말을 암송하며 숨을 내쉰다. '소-함'의 의미는 '내가 그것이다'이다.

정방형 자세, 왼쪽으로 4분, 오른쪽으로 4분

가끔 그 자세에서 감정이 에너지처럼 자신을 통과하는 것을 경험할 수 있다. 감정은 움직이는 에너지다. 감정이 자신을 통해 일어나게 한다. 두 번째 방향인 오른쪽으로 고요히 앉아 있을 때, 내부에서 브리띠가 일어나는 것을 바라볼 수 있다.

반동

루미의 시 '이 진흙 주전자 안에'. 이 아름다운 시는 학생들에게 그들이 몸 이상이고, 호흡 이상이며, 생각 이상임을 알려 준다.

비즈나나마야 코샤

바나나아사나, 좌우로 4~5분씩

육체 밖으로 나와 방 안에서 매트 위에 누운 자기를 보려고 해 보라.

자기의 형태를 목격하고, 벽과 마루와 천정을 보라.

마치 프로젝터의 스크린을 보듯이 눈꺼풀 뒤를 보라. 색과 모양들이 나타날 수도 있고, 사진이 나타날 수도 있다. 당신의 마음을 볼 때 무엇이 보이는가?

고차원의 마음은 사물을 실제로 있는 그대로 관찰하고 보는 지혜의 마음이다. 잠재의식 마음으로부터 이미지들이 일어날지도 모른다.

아난다마야 코샤

누워 비틀기 자세, 좌우로 3~5분씩

생각과 감정을 받아들이면 기쁨이 생기기 시작할 것이다. 자신과의 일치를 경험할 때 내면에서 온전함과 행복의 상태가 나오는 것을 느낀다.

사바아사나

코샤

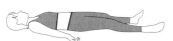

몸 스캔

나비 자세

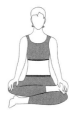

정방형 자세

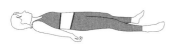

반동

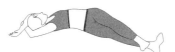

바나나아사나

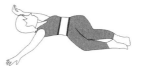

누워 비틀기 자세

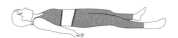

사바아사나

잠자면서 떠 있기

마음

요가 니드라는 '심령적 잠 혹은 요가의 잠'이라고 번역되었다. 마치 구름 위에 떠 있는 것처럼, 수행자는 깨어 있음과 잠 사이에 있는 장소에 놓인다. 수행자는 마음을 베타파에서 알파파로, 다시 세타파로 움직이고, 가능성이 충만한 곳으로 움직인다. 여기서 프라티야하라 즉 감각의 물러남을 수행할 때 마음의 숨겨진 층을 탐구할 수 있다.

이 수행은 많은 이점이 있다.

- 요가 니드라는 깊은 잠과 연관된 뇌파인 세타파를 일으키므로 매우 편안히 휴식하게 해 준다.
- 학생들을 신경계 중 부교감신경으로 데려간다.
- 밤에 더 깊고 편안하게 잠잘 수 있게 해 준다고 한다.
- 불안을 줄여 줄 수 있고, 외상후 스트레스와 연관된 증상들을 완화하는 데 사용되어 왔다.
- 몸의 여러 지점으로 의식을 돌리면 집중력이 향상되며, 몸의 미묘하고 중요한 신경 지점들을 건드리는 효과가 있다.

가슴

이 수행은 코샤라고 알려진 몸의 층 혹은 덮개를 통해 작용한다. 거친 몸(육체)으로부터 미묘한 몸으로 이동할 때 일어나는 모든 일을 환영하라. 생각과 감정과 느낌의 문을 열면 마음이 더 고요해진다. 이렇게 할 때 언제나 평안하고 고요한 내면의 장소와 연결되는 법을 배운다. 아티초크 꽃잎들을 벗길 때 우리는 가슴, 중심에 도착한다.

몸

〉 회복 수행 〈

이 인 수행은 학생들이 요가 니드라에 이르도록 돕고 인도하기 위한 것이다.

프라나야마

왼쪽 콧구멍으로 숨 쉰다. 달의 에너지가 자신을 통해 흐르는 것을 느낀다.

지지된 나비 자세
스트랩으로 큰 고리를 만들어 엉덩이, 무릎 바깥, 발목 주위에 두른다. 블록 위에 볼스터를 받치고, 척추가 45도가 되도록 뒤로 눕는다.

누워 지지된 후굴 자세
볼스터 위에 길이 방향으로 눕는다. 머리와 어깨가 바닥에 닿도록 조심스럽게 볼스터의 위쪽으로 미끄러져 올라간다. 팔은 옆에 둔다.

아기 자세
볼스터를 양 다리 사이에 놓고 그 위에 엎드리며 머리를 한쪽으로 돌린다.

지지된 사슴 비틀기 자세
오른쪽 넓적다리를 매트의 짧은 쪽과 평행하게 하고, 왼쪽 정강이를 매트의 긴 쪽과 평행하게 한다. 양 다리가 사슴 자세처럼 직각이 될 것이다. 볼스터의 짧은 쪽 끝을 오른쪽 엉덩이에 두고, 볼스터 위에서 오른쪽으로 비튼다.

지지된 몸 옆면 스트레칭 자세
볼스터를 가슴우리 아래에 두고 오른쪽으로 눕는다. 윗몸을 볼스터 위로 늘이고, 양팔을 머리 위로 뻗는다.

벽에 다리 올리기 자세
엉치뼈 아래에 블록이나 볼스터를 두고 양발을 하늘로 든다. 이 자세는 벽에서 하는 게 가장 좋다.

요가 니드라

요가 니드라 안내문
20~30분간

편한 자세로 계십시오. 머리 아래에 담요를 받쳐서 턱과 이마가 정렬되게 하면 도움이 될 것입니다. 이 수행을 하는 동안 되도록 가만히 있어 보세요.
이제 눈을 감습니다.
방의 네 벽, 천장과 바닥, 바닥에 누워 있는 자기 몸을 마음속에 그려 봅니다.
안쪽에서부터 몸을 느껴 보세요.
피부에 닿은 옷을 느껴 보세요.
주위의 공간을 느껴 보세요.
바닥이 받쳐 줌을, 중력이 몸무게를 위에서 바닥으로 내려 줌을 느껴 보세요.
당신은 지지받고 있습니다.
마지막으로, 자세를 조금씩 조정하여 편안하게 하세요.

알아차림을 몸 주위로 불꽃처럼 움직여 보세요.

눈, 입술, 턱을 이완합니다. 목구멍, 가슴 부위, 배, 다리를 편하게 합니다.

온몸이 이완하기 시작하는 것을 느껴 봅니다.

해야 할 일도 없고, 가야 할 곳도 없습니다. 그저 여기에 있으세요.

생각 속에 빠지든 나오든 걱정하지 마세요. 그것은 완전히 자연스러운 일입니다. 생각 속에 빠지면, 제 목소리로 돌아오세요.

이제 자신의 상칼파(sankalpa, 정말로 원하는 것 혹은 의도)를 정해 보세요. 당신의 가슴이 가장 바라는 것은 무엇인가요? 건강, 행복을 바라나요? 스트레스 덜 받는 삶을 바라나요?

잠시 이것에 관해 생각해 보세요 …

(멈춤)

이제 마치 그 바람이 이미 이루어진 것처럼 긍정적으로 3번 말해 보세요. 예를 들어 "나는 살면서 받는 스트레스를 쉽게 다룰 수 있다."

그것을 보고, 그 일이 이미 일어난 것처럼 마음속에 그려 보세요.

멀리서 들리는 소리, 밖으로 퍼지는 소리, 이어지는 소리에 귀 기울여 보세요 … 꼬리표를 붙이거나 판단하지 않고 들어 보세요 … 가까운 소리 … 바깥에서 나는 소리를 …

분석할 필요 없습니다. 그저 그 소리를 목격하세요.

당신은 목격자입니다. 고요하고 평온하게, 몸이 숨 쉬는 것을 지켜보세요 …

잠시 안전한 피난처를 찾아보세요. 어떤 단계에서든 돌아갈 수 있는, 안전하고 평온하고 사랑받는다고 느껴지는 곳을 …

여기 이곳에서, 해결하거나 바로잡을 것이 없고, 추구하거나 벗어나야 할 대상도 없는 이곳에서, 그냥 있으세요.

이제 마음, 생각, 이미지들을 지켜보며, 그것들이 모두 일어나 당신을 거쳐 지나가도록 놓아두세요.

그날의 지나간 생각들을 내려놓으세요 … 지켜보면 그것들은 떠나갑니다.

몸이 숨 쉬는 것을 알아차리세요 …

호흡이 이루어지기 시작합니다 …

배가 가라앉습니다. 멈추지 않습니다 …

힘들이지 않고 호흡이 흐르게 놓아둡니다 …

알아차림으로 머리끝에서 발끝까지 훑어 내려가면서, 이완의 물결이 함께 쓸고 가게 합니다.

이제 숨을 내쉴 때마다 10부터 거꾸로 세기 시작합니다.

거꾸로 셀 때, 계단을 걸어 내려간다고 상상하면서, 한 걸음씩 내려갈 때마다 자신이 더 무거워지고 더 이완된다고 상상합니다.

이제 그만 셉니다.

입, 입술, 혀, 입천장, 혀 밑에 주의를 기울입니다. 치아들이 마치 잇몸 위에 둥둥 떠 있는 것처럼 느낍니다.

뺨 안쪽을 알아차리고, 입 안의 맛을 느낍니다.

좌우 관자놀이와 양 귀를 느낍니다. 바깥귀길(귓구멍)을 따라 들어가며 주의를 기울이고, 그것이 깊어지는 것을 느낍니다. 귓불과 귀 주위의 피부를 의식합니다.

이마가 부드럽고 매끈해지며, 두 눈 사이의 주름도 그렇게 됩니다. 머리 위의 머리카락을 알아차리세요.

이제 좌우 콧구멍과 콧등에 주의를 기울입니다. 콧속으로 들어가는 공기의 향과 움직임을 느낍니다.

이제 두 눈에 주의를 기울입니다. 눈이 눈구멍(안와) 속에서 깊어지고 부드러워지게 합니다. 오른쪽 눈과 왼쪽 눈이 자갈처럼 무거워집니다. 밖을 보는 시선을 내려놓으면, 내면의 시야가 더 밝아집니다.

오른손, 엄지손가락, 집게손가락, 가운뎃손가락, 약손가락, 새끼손가락, 손등, 손바닥, 손목, 팔꿈치, 오른쪽 어깨, 오른쪽 가슴 부위, 오른쪽 겨드랑이, 오른쪽 허리, 오른쪽 넓적다리, 무릎, 발목, 오른발등, 오른 발바닥, 오른발 엄지발가락, 둘째 발가락, 셋째 발가락, 넷째 발가락, 새끼발가락, 오른발 뒤꿈치, 오른 다리 뒤, 오른쪽 궁둥이를 알아차립니다.

왼손, 엄지손가락, 집게손가락, 가운뎃손가락, 약손가락, 새끼손가락, 손등, 손바닥, 손목, 팔꿈치, 왼쪽 어깨, 왼쪽 가슴 부위, 왼쪽 겨드랑이, 왼쪽 허리, 왼쪽 넓적다리, 무릎, 발목, 왼발등, 왼 발바닥, 왼발 엄지발가락, 둘째 발가락, 셋째 발가락, 넷째 발가락, 새끼발가락, 왼발 뒤꿈치, 왼 다리 뒤, 왼쪽 궁둥이에 주의를 기울입니다.

양 다리가 깊이 뿌리 박고 자리 잡은 것을 느낍니다.

몸의 앞쪽, 목구멍 맨 밑부분의 연한 부위, 가슴 부위, 태양총과 배에 주의를 기울이고, 골반과 몸의 앞쪽 전부가 가볍고 넓음을 느낍니다.

몸의 뒤쪽, 목의 맨 밑부분, 등 윗부분, 등 가운데 부분, 등 아랫부분, 엉치뼈와 꼬리뼈에 주의를 기울입니다. 몸 뒤쪽 전체를 편안히 합니다.

바닥 위에 누워 있는 온몸을 느낍니다.

마치 방 위에서 자신을 내려다보듯이 온몸을 지켜봅니다.
노력을 내려놓고, 호흡이 저절로 오르내리는 것을 느낍니다.

이제 요가 니드라 수행을 마쳤습니다.
일상으로 돌아올 준비가 되면, 호흡을 천천히 깊게 합니다. 발가락과 손가락들을 움직이고, 한쪽으로
몸을 굴립니다. 앉을 준비가 되었다고 느낄 때까지 그대로 멈추어 있습니다.

회복 수행

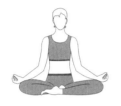

프라나야마

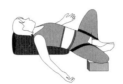

지지된 나비 자세

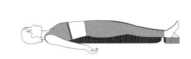

누워 지지된 후굴 자세

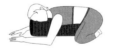

아기 자세

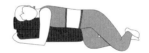

지지된 사슴 비틀기 자세

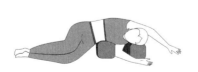

지지된 몸 옆면 스트레칭 자세

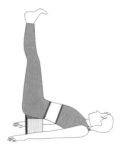

벽에 다리 올리기 자세

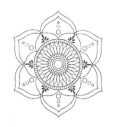

8장
무드라, 만트라

무드라

무드라의 신비한 힘은 에너지의 연결에 있다. 무드라는 '인장', '표식' 혹은 '몸짓'이라는 뜻이고, 무드라 중 상당수는 깨달음의 길을 가는 붓다의 이야기에서 유래한다. 전통적으로 무드라는 에너지의 흐름을 제어하고 마음과 몸에 균형과 조화를 가져오기 위해 사용된다. 무드라의 몸짓은 온몸으로 할 수 있지만, 더 일반적으로 사용되는 것은 손 무드라 즉 '하스타(hasta)' 무드라다.

각 손가락은 다른 요소를 나타낸다. 그 요소들은 감정의 질 및 전통 중의학과 연관된다. 미세한 에너지의 차원에서 우리가 손으로 하는 것은 뇌에 피드백된다. 손의 모양을 만들면 마음의 모양도 따라서 바뀔 수 있다.

- 엄지손가락: 불 원소인 아그니는 보편 의식을 나타낸다. 몸에 있는 불 원소는 소화, 그리고 음식과 생각과 감정의 변형을 담당한다.
- 집게손가락: 공기 원소인 파반(pavan)은 개별 의식을 나타낸다. 공기 원소는 호흡에서 경험한다.
- 가운뎃손가락: 공간 원소인 아아카쉬(aakash)는 통일자 혹은 연결자를 나타낸다. 공간 원소는 다른 모든 원소를 한데 묶어 조화와 건강을 가져온다.
- 약손가락: 흙 원소인 부미(bhumi)는 접지(接地)하기, 안정시키기, 연결하기, 내면의 양육하는 힘을 나타낸다.
- 새끼손가락: 물 원소인 잘라(jala)에서 몸의 모든 체액이 나온다. 침부터 림프액까지 물은 결합하고 몸의 내부 세계에 결합력을 가져다준다.

무드라와 연관된 상징 중 또 하나의 층은 구나(guna)라고 알려진 자연의 세 가지 특성이다. 이 체계에서는 어느 손가락을 두느냐에 따라 아래와 같이 다른 질들이 강화된다.

– 가운뎃손가락/ 사트바(Sattva): 균형, 조화, 긍정적인 것, 평화, 명료함.
– 약손가락/ 라자스(Rajas): 활동성, 추진력, 욕망, 열정, 움직임.
– 새끼손가락/ 타마스(Tamas): 활발하지 못함, 어둠, 무기력, 얽매임.

친 무드라: 연결

친(chin): 의식, 위를 가리키는 손가락 |
즈나나(jnana): 지혜와 지식, 아래를 가리키는 손가락 | 무드라(mudra): 인장, 몸짓

어떻게 하는가

집게손가락을 엄지손가락 끝 조금 안쪽에 두어 두 손가락을 연결한다. 두 손가락 끝끼리 닿게 해도 된다. 나머지 세 손가락을 조금 구부리거나 똑바로 한다. 이 무드라는 우리의 개별 의식을 보편 의식과 연결함으로써 위대한 근원과 힘에 다가갈 수 있게 해 준다. 또한 알아차림과 집중을 버리며, 명상과 함께 하는 경우가 많다.

왜 하는가

이 인장은 통찰이나 지침을 구할 때 유용하다. 두 방법 모두 우리를, 보편 의식이든 우리의 타고난 지혜든, 더 위대한 것에 연결해 준다.

• 손바닥을 열어 위로 향하는 것은 새로운 영감과 그것을 받을 수 있는 능력을 상징한다.
• 손바닥을 위로 돌리는 것은 친 무드라처럼 에너지를 상승시킨다.
• 손바닥을 아래로 향하는 것은 접지하고 진정시키고 안정시킨다.
• 아래로 돌린 손바닥은 즈나나 무드라처럼 에너지를 가라앉힌다.

디야나 무드라: 명상적 지복

디(Dhi): 저장소/마음 | 야나(yana): 움직임

디야나(Dhyana)는 명상 상태에 있음을 뜻하는 산스크리트어다.

어떻게 하는가
디야나에서 왼손은 손바닥을 위로 하여 무릎 위에 두고, 오른손은 손바닥을 위로 하여 왼손 위에 둔다. 양손의 엄지손가락을 가볍게 붙인다. 이 명상 인장은 성찰할 때 사용하며, 더 깊은 집중 상태에 이르게 한다고 한다.

왜 하는가
이 손짓을 하면 내면이 고요하고 평온해진다. 손가락들이 이루는 다이아몬드 모양은 불교의 3가지 보물(삼보)인 붓다, 공동체인 승가, 붓다의 가르침인 다르마를 나타낸다. 석가모니 붓다가 이 무드라를 하는 모습을 종종 볼 수 있는데, 오른손은 지혜와 알아차림을 나타내고, 왼손은 존재의 환상을 나타낸다.

아브하야 무드라: 아무것도 두려워하지 않음

아브하야(Abhaya)는 보호와 두려워하지 않음의 무드라다.

어떻게 하는가
오른손을 어깨높이로 들어 손바닥을 밖으로 향한다.
용기, 두려움 직면, 미지로 들어가기, 혹은 새로운 것을 시작하는 사람들에게 용기 주기 등의 테마를 할 때 이 무드라를 사용한다.

왜 하는가
이 무드라는 큰 불안 혹은 불확실성의 순간에도 우리를 안내하고 보호하는 더 고귀한 힘이 있음을 인식하는 것이다. 아브하야는 우리에게 어렸을 때 두려워했던 찬장 안의 괴물을 바라보고 직면하라고 권하며, 그것을 보지 않으면 어떤 것에 지배당한다는 것을 알아차리라고 한다. 그 괴물은 우리의 친구일 뿐 아니라 선생이기도 하다. 은총과 사랑으로 우리의 그림자에 의지하면 그림자는 더 가벼워진다. 우리가

내면에서 부인했던 것에 의지하면 두려움이 사라진다.

연꽃 무드라: 가슴의 연꽃

어떻게 하는가
가슴 중심에서 양 손바닥을 가볍게 모은다. 양 손바닥의 맨 밑부분과 더불어 새끼손가락 끝과 엄지손가락 끝을 봉인한다. 나머지 손가락들을 넓게 벌려 연꽃이 활짝 핀 듯한 모양을 만든다.

왜 하는가
연꽃 무드라 즉 파드마(Padma) 무드라는 가슴 차크라를 열어 주며 순수함을 나타낸다. 이 무드라는 더러운 것에 뿌리박고 수면 위까지 올라와 봉오리를 맺음으로써 순수한 아름다움과 빛을 나타내는 연꽃을 상징한다. 연꽃 무드라는 몸과 마음을 진정시키고 소화를 돕고 우울을 몰아낸다고 한다.

요니 무드라: 자궁

요니(Yoni): 자궁/ 생식기

어떻게 하는가
이 여성적 무드라는 양손 엄지손가락끼리 붙이고 집게손가락끼리 붙여서 아래를 향하게 한다. 그것은 자궁의 모양이 된다. 이 무드라를 아랫배 위에 둔다. 앉아서 해도 되고 누워서 해도 된다.

왜 하는가
이 무드라는 배로 흐르는 에너지를 증진한다. 디르가 프라나야마 혹은 둘째 차크라 수행과 함께 하면 좋다. 요니 무드라는 마치 자궁으로 다시 돌아가듯이 주의를 내면으로 향하게 하며 집중력을 향상시킨다고 한다. 그 어두운 곳에서 우리는 자궁이 아니라 세계를 알아차린다. 아래를 가리키는 손가락들은 에너지를 땅으로 향하게 하며, 아파나 바유(apana vayu) 즉 제거의 에너지와 연관된다.

상칼파 무드라: 의도를 세움

어떻게 하는가
왼손이 손바닥을 위로 하여 가슴을 가로질러 미끄러져 가게 한다. 왼손등을 오른쪽 넓적다리 위에 두고, 그 위에 오른손을 두며 꽉 쥔다. 앉은 자리에, 호흡에, 심장 동굴에 자리 잡고 귀 기울인다. 숨을 들이쉬면서 삶에 무엇을 초대하고 싶은지 생각해 보고, 숨을 내쉬면서 무엇을 내려놓고 싶은지 생각해 본다. 숨 쉴 때마다 가능성과 잠재력을 환영한다. 가장 고귀한 조정이 이 순간에 펼쳐지도록 허용하라. 가슴을 열고 신뢰하며 질문해 보라. 당신이 가슴속 깊이 원하는 것은 무엇인가?

왜 하는가
요가 수업을 시작할 때 이 강력한 무드라를 사용하면 학생들이 의도를 구체화하는 데 도움이 된다.

칼리 무드라: 망상을 잘라내기

어떻게 하는가
가운뎃손가락, 넷째 손가락, 새끼손가락들을 깍지 끼고, 집게손가락들은 붙여서 칼처럼 앞을 향한다. 왼손 엄지손가락을 오른손 엄지손가락 위로 교차하여 이 무드라의 여성적 성질에 호소한다. 마치 도끼를 들고 있는 것처럼 팔을 머리 위로 똑바로 뻗거나, 양손을 가슴 앞쪽에 두고 집게손가락들이 앞을 향하게 한다.

왜 하는가
이 강력한 무드라는 난폭한 칼리(Kali) 여신, 즉 망상과 장애물을 가르고 어둠에 빛을 가져오는 두르가(Durga) 여신의 상징이다. 칼리는 노인들의 죽음과 고귀한 삶의 방식으로의 변형을 나타낸다. 이 강력한 무드라는 우리가 진실 안에 서서 그야말로 우리 자신과 다른 사람들에 대한 망상을 죽이도록 돕는다.

무드라

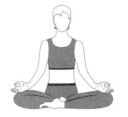

친 무드라

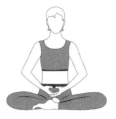

디야나 무드라

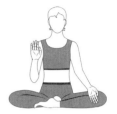

아브하야 무드라

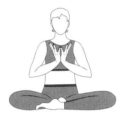

연꽃 무드라

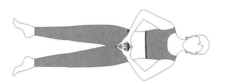

요니 무드라

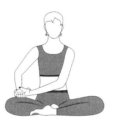

상칼파 무드라

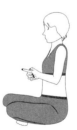

칼리 무드라

만트라

> 만트라는 마음을 안정시켜 주는 모든 것을 의미한다. 어떤 진동이든
> 마음을 한 점 집중시키고 일종의 수용성을 일으키는 것은 만트라다.
> 스리 스와미 삿치다난다

만트라는 마음을 고요하게 하는 기법이다. 우리는 말과 소리, 에너지의 힘을 통해 마음을 더 높은 곳으로 옮긴다. 만트라는 브리띠 또는 생각을 꿰뚫는 구절이나 단어일 수 있으며, 산만한 마음을 몰아내 우리가 삶의 더 큰 그림을 기억하게 해 줄 수 있다. 만트라는 지루할 때도, 곤경에 처했을 때도, 삶이 좋을 때도 할 수 있다. 감사함을 나타내기 위해 계속 반복해서 말하는 '감사합니다'도 만트라일 수 있고, 우리를 작은 자아에서 더 높은 자아로 올려 주는 산스크리트 구절도 만트라일 수 있다.

만(Man): 마음 | 트라(Tra): 이동시킴, 옮김

우주에 있는 모든 것은 에너지다. 우리 안과 주위에 에너지가 있다. 우리는 찬팅하거나 암송할 때 언어의 진동을 이용해 에너지를 보내거나 받는다. 그러면 더 깊은 고요의 상태로 들어갈 수 있고, 거기서 명상을 받을 준비가 된다. 만트라의 힘은 우리를 내면과 외부의 더 높은 힘과 연결시키는 능력에 있다. 수행하는 이유에 마음을 붙잡아 매기 위해 날마다 혹은 수업마다 만트라, 기도, 헌신 혹은 확언으로 시작해 보라. 더 긍정적이고 도움이 되는 삶의 방식으로 마음을 감싸고 보호하라.

옴 감 가나파타예 나마하 (Om Gam Ganapataye Namaha)

곤경에 빠졌다고 느껴지는 상황을 헤쳐 나가는 만트라.
제 앞에 어떤 장애물이 있든지 저를 보호해 주시고, 앞으로 나아가거나 돌아가게 해 주소서.

옴(Om): 우주, 브라만 혹은 모든 피조물을 나타낸다
감(Gam): 가네샤의 씨앗 소리
가나파타예(Ganapataye): 가네샤를 의미하는 산스크리트어
나마하(Namah): 당신께 절합니다, 당신을 공경합니다

로카 사마스타 수키노 바반투(Lokah Samastah Sukhino Bhavantu)

세상을 위한 기도.
모든 존재가 고통에서 벗어나 행복하게 살고, 나의 행동이 그 행복에 기여하기를.

로카(Lokah): 위치 혹은 우주 ㅣ 사마스타(Samastah): 모든 의식 있는 존재
수키노(Sukhino): 행복, 기쁨. 고통에서 벗어남 ㅣ 바브(Bhav): 신과의 합일
안투(Antu): 그렇게 되기를 바람. 맹세 혹은 서약

옴 나마 쉬바야(Om Namah Shivaya)

변화를 받아들이고, 자신에게 도움이 되지 않는 것을 태우거나 내려놓도록 돕는 만트라.

옴(Om): 우주의 원초적 소리 ㅣ 나마(Namah): 인사드립니다, 절합니다
쉬바야(Shivaya): 쉬바(Shiva). 변화, 소멸 혹은 파괴, 해체와 연관된 신성한 존재의 측면

이 만트라를 받아들일 때 우리는 변화의 힘을 받아들인다. 우리는 삶의 자연스러운 순환 안에서 모든 것이 생기고 사라지는 것을 이해한다.

옴(Aum)

 옴은 우주의 소리다. 우리가 안정되고 고요할 때 옴의 진동을 들을 수 있다. 침묵으로 혹은 소리를 내서 옴을 찬팅할 때, 두 눈썹 사이의 공간에 집중한다.

옴을 찬팅할 때는 가슴으로부터 네 부분으로 노래한다.

A: 소리가 목구멍 뒤로부터 난다.
U: 소리가 혀 속으로 들어와 혀를 가로지른다.
M: 입술을 다물 때 소리가 난다.

진동은 가슴으로부터 나온다.

옴의 상징은 네 부분을 나타낸다.

A: 바닥의 큰 원은 깨어 있는 상태다.
U: 위쪽의 작은 반원은 꿈꾸는 상태다.
M: 오른쪽의 고리는 꿈도 없이 잠을 자는 상태다.

진동은 마야(Maya, 환상)다. 상징의 위쪽에 떠 있는 반원이 마야를 나타낸다. 이 반원 안의 작은 원은 높은 의식을 나타낸다.

옴을 찬팅할 때는 자신이 완전하고, 모든 것을 알며, 자유로움을 느껴라.

사 타 나 마(Sa Ta Na Ma)

이 오래된 아름다운 만트라는 손가락 끝의 에너지 센터들과 목소리를 자극한다. 소리와 더불어 손의 무드라를 사용하면 운동신경과 기억을 담당하는 뇌 부위의 혈류를 개선한다.

사(Sa): 탄생, 시작
타(Ta): 생명과 존재
나(Na): 죽음과 변형
마(Ma): 부활과 재생

이 만트라를 할 때는 집게손가락을 엄지손가락에 댄 뒤, 가운뎃손가락으로 엄지손가락을 두드리고, 이어서 약손가락으로, 마지막에는 새끼손가락으로 엄지손가락을 두드린다. 각 손가락으로 연속해서 두드리면서 각 음절 사, 타, 나, 마를 찬팅한다.

1회에서 3회까지: 각 음절을 보통 목소리로 암송한다.
4회에서 7회까지: 각 음절을 고요한 목소리로 암송한다.
8회에서 계속: 각 음절을 원하는 만큼 오래 속으로 암송한다.

항상 손가락들로 엄지손가락을 두드린다.

엘(L)자 모양의 심상화
사, 타, 나, 마를 찬팅할 때 소리들이 정수리를 통해 들어와 눈썹 가운데를 통해 나간다고 상상한다.

샨티의 길

평화, 조화, 행복을 위한 만트라.

샨티(Shanti): 평화, 휴식, 지복, 고요

천국에 평화가 있기를 ——
하늘에 평화가 있기를,
그리고 이 땅에 평화가 있기를.
모든 물과 식물이 평화롭기를.
숲과 우주의 큰 나무들이 평화롭기를
모든 사람에게 평화와 행복, 온전함이 있기를.
옴 평화, 평화, 평화
옴 샨티, 샨티, 샨티.

옮긴이 이창엽

치과의사로 살며 번역을 하고 있다. 교회에서 배우기 시작했고, 불교를 공부하며 더 자유로워졌으며, 뇌과학에 관심을 가지고 요가의 세계를 엿보면서 몸과 마음과 영의 관계를 모색 중이다. 옮긴 책으로는 《요가의 힘》, 《당신의 아름다운 세계》, 《아디야샨티의 가장 중요한 것》, 《붓다 없이 나는 그리스도인일 수 없었다》(공역), 《에티 힐레슘》, 《티베트 마음수련법 로종》, 《그리스도교 마음챙김》, 《노리치의 줄리안》 등이 있다.

인요가의 언어

초판 1쇄 발행 2024년 3월 18일

지은이 가브리엘 해리스
옮긴이 이창엽

펴낸이 김윤
펴낸곳 침묵의향기
출판등록 2000년 8월 30일, 제1-2836호
주소 10401 경기도 고양시 일산동구 무궁화로 8-28,
      삼성메르헨하우스 913호
전화 031) 905-9425
팩스 031) 629-5429
전자우편 chimmukbooks@naver.com
블로그 http://blog.naver.com/chimmukbooks

ISBN 979-11-986756-0-6 03510

*책값은 뒤표지에 있습니다.

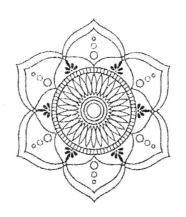

.